從心靈到細胞的療癒

Cell-Level Healing:

The Bridge from Soul to Cell

Joyce Whiteley Hawkes, PH.D.
喬思・慧麗・赫克 博士——著　鍾清瑜——譯

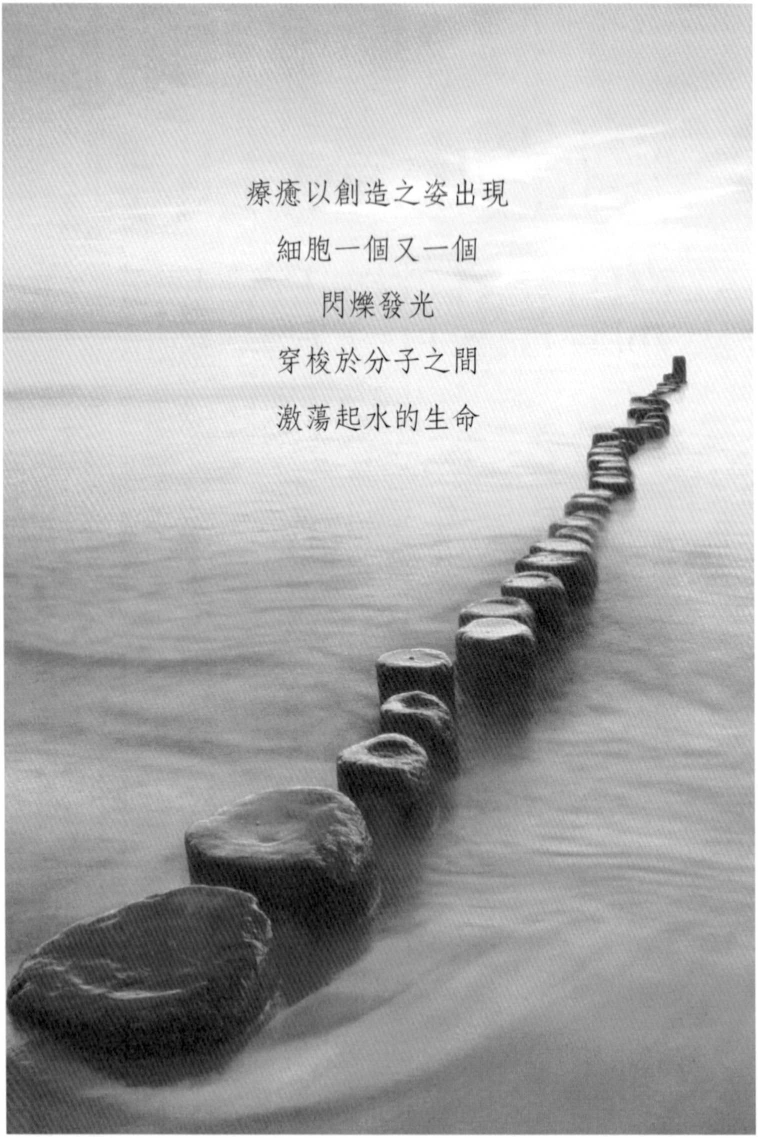
療癒以創造之姿出現
細胞一個又一個
閃爍發光
穿梭於分子之間
激蕩起水的生命

目次

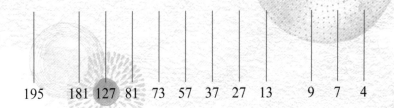

前言

歷史上到處可見人類突破侷限的事蹟：勇敢的行為、科學界的新發現、希望與和平的訊息，以及深入探討我們自身的奧秘，這一切不斷改變人類行為的準則。這些靈魂跨越到另一個世界，又回到了原點。

詩人羅斯凱（Theodore Roethke）寫道：「赴必赴之地，我學習之。」我要加上一句：「我們教導必須學習之事。」這兩句話都足以形容赫克博士的心路歷程，她以生物物理學家的身分，在歷經瀕死經驗後，受到感召而發揮療癒的天職。赫克博士從事靈療工作二十餘年，在有形的細胞和無形的靈魂之間架起橋樑，並將療癒中科學和靈性的歧見加以融合。

七年前初識赫克博士時，我立刻發現她不僅具備豐富的細胞知識，同時也擁有靈療的第一手經驗。在《從心靈到細胞的療癒》一書中，她讓我們進一步明白心理和生理的相互關連。她視細胞為宇宙發電廠，此獨特的觀點讓她的故事和身心兩領域交織在一起；同時提供具體的原則、一個接一個的步驟和練習，配合美麗的影像，大力倡導自我療癒。

她詳述療癒過程的體會、對健康的看法，此外還以文字進一步挑戰我們心靈對真實、時間、空間本質的了解。我們參與並成為透過靈魂替身體注入活力的過程。

我們慈悲的心，想盡一己之力協助、分享自我與他人的康復；我們的觸摸變得莊嚴神聖。我們所站立的橋樑跨越了靈魂和細胞之間，以全新的心態擁抱橋的兩端，這一切都要感謝赫克博士和她一路走來的心得。

隨著赫克博士大步躍過身體細胞而進入靈魂，安住於本書文字中，她能指引你，領你逐步邁向健康的新生活。

《從心靈到細胞的療癒》讓我們從神聖的角度重新探索身體、深入奧秘的人類潛力，深思宇宙賜予我們細胞的力量。

——瓊安・金恩（Joan C. King）博士，
塔夫斯（Tufts）大學醫學院榮譽教授，
《細胞智慧》（*Cellular Wisdom*）作者

英文版銘謝

這本書的出版，要歸功於許多朋友、患者的支持、鼓勵與啟發，我由衷感謝他們，尤其要感謝下列幾位：

泰瑞莎．巴克（Teresa Barker）的鼓勵讓我勇往直前，她的編輯意見大大地改善了這本書。

蒙特婁的瑪莉蓮．羅思那博士（Marilyn Rossner, Ph. D.）再三為我打氣。

瑪麗安．史文博士（Marian Svinth, Ph. D.）和琴．史萊普（Gene Slape）兩位摯友，她們的鼓勵和技術讓我和電腦得以不斷努力。

Chris Standage，Mike Buckley，Dan Trythall，Joyce Izumi，Martha

Blomberg，Joyce Lilechenstein 博士，Fadel Behman 博士，Sally O'Neil 博士，Hety Kouw，Robert Schore 博士，D. J. Zentner，Kim Clark Sharp，Melvin Morse 博士，Sandy Woodward，Carla Stehr，Toni Diane Holm 貢獻良多。

我最親愛的女兒安娜麗莎，感謝你的生命、喜悅和愛心。

創造了貝克山等山脈的神源（Divine Source），帶來靈感和喜樂，賜予我們與生俱來對健康的渴望、設計的巧思、療癒的步驟之人士。

最後，但並不表示他們最不重要，感謝 Beyond Words 出版社的工作人員，謝謝他們身為出版人士的高超技巧和正直誠懇。

序

本書提供的治療方法簡單、有效，適用於所有人。

這些方法存在身體裡，是基因密碼的一部分，是身體每個細胞精細功能的天生特質。要先感恩身體的天賦，才得以釋放精神能量，陪伴你走過人生旅程。你能夠疏通氣阻，促進全身能量的循環，運用細胞的知識應付特定狀況和疾病。這些方法通過時間的考驗、隨時可用，能讓個人產生變化，深度的療癒當下即可用，甚至可追溯療癒以往的傷痛。

平常的現實和心靈的現實之間有座橋樑，此橋通往清淨的冥想、療癒的能量、智慧，並且直達肉體的生命單位——細胞。療癒能量可觸及並積極改變細胞的內部運作，因為細胞才是身體為生命提供訊息、行動、力量、溝通的地點。

本書逐一介紹如何找到個人連結靈魂和細胞的方式，各章節的排列引領各位體會細胞療法。第一至第五章著重於準備工作：

- 啟發感恩、熱情、療癒的身體意識。
- 確認氣滯部位和疏通方法。
- 氣流原則，這是細胞療法的重頭戲。

第六、七章帶大家進入細胞，看看體內幾乎每個細胞都有下列能力：

- 資訊
- 行動

‖ 療癒能量可觸及並積極改變細胞的內部運作。‖

・力量
・溝通

第八、九章將細胞療法運用於特定狀況和情境，從作者二十年私人診療的病歷中，以療癒的真實個案，作為如何從靈魂導向細胞的例子。

書中央有幾幅照片，和其他取名為「療癒步驟」的圖片。

隨著分解動作，加上我刻意挑選的圖片，這些影像將能撫慰你的心靈，重新燃起你內在的能量。生動的細胞照片和美麗的自然景觀，搭配練習和冥想，讓各位能進入自我療癒練習的殿堂。我希望你把這本書放進口袋、背包、皮包，不斷重回療癒的情境，將使你每一次都能體會細胞到靈魂療癒歷程的全新面貌。

要前往自由自在的目的地，本書賦予你旅途中療癒的必備技巧，一切「操之在你」。你將學著如何探索通往健康喜悅的路徑，將超出你的想像。

療癒的橋樑經由心智，從靈魂直通情緒，到達細胞合體，帶來安祥和活力、喜悅和健康。

請讓以下文字輕輕通過你的腦海，協助你開始進行細胞療法。

科學家成為靈療師的心路歷程

我做夢都沒想到自己會和細胞談戀愛，
但第一次從電子顯微鏡看到細胞的影像時，就對它一見鍾情了。

細胞和能量療癒的關係

一個細胞在那兒，趾高氣揚地放大了數萬倍，內部精密得超乎想像，每個巧妙的細微處都看得一清二楚。細胞在電子光束中無所遁形，有些秘密被照射得磊落現形。我愛上細胞內的景象，只有藉助高級科學儀器才得以目睹的影像。

這本書談的是細胞、細胞和能量療癒的關係，其中的經驗分別來自我從事傳統細胞研究的科學背景，加上相信細胞有修護、活化力量的靈療身份。在某件事粉碎我對現實的看法之前，我已研究並發表科學論文將近五十年的時間，我鑽研細胞如何病變、如何存活、如何死亡。

我抱著熱愛科學的情懷投入職業生涯。我在賓州大學攻讀博士課程，一九七一年取得生物物理博士學位。搬到奧瑞岡後，在國立衛生研究院從事博士後研究，因此任職於地方靈長類動物實驗研究中心，很快即開始發表著作，並且從紐約到西雅圖，在各地的研討會發表演說。最後，我在西雅圖為國家海洋漁業局設立了電子顯微鏡的研究機構，這所實驗室工作繁重、成果豐碩，我有五名研究助理和研究生，同時兼任華盛頓大學動物學系副教授。我的生活重心是在國內和世界各地演講和寫作，長時間以電子顯微鏡觀察細胞因電路板、浮油等污染源而中毒的現象，並記錄細胞掙扎的過程。我發表過五十篇科學作品，榮獲美國商務部頒發的全國成就獎。我另一個事業高峰則是當選美國科學促進會院士，至今我仍擁有此院士身份。

我的研究有賴電子顯微鏡的高深科技來展現極端微小的細胞內部，這種顯微鏡的體積和象寶寶一樣大，重達一噸左右。「發動」顯微鏡需要好幾個步驟：十萬瓦電流經由燈絲傾注在電子上，透過一系列的電磁透鏡，放大一百萬倍後，就是我最熱愛的影像——細胞內部的運作。儘管我在科學界小有成就，但仍然有一些事吸引著我。

人類細胞的組合並非獨一無二，事實上，我們的細胞和所有活生物的細胞根本沒有差別；然而每個細胞中DNA分子所含的基因密碼，人與人之間的差異和人與其他物種之間的差異一樣大。私人專屬密碼創造出一個個絕無僅有的體型和個人特色，如此精心安排的複雜構造全來自一顆受精卵，卵中的DNA一半來自母親、一半來自父親的精子。第九十八頁的圖片是一個精子和一個卵子正要經由神奇的受孕行為而結合成一個原始細胞，開創有機個體的生命。

我們的細胞和所有活生物的細胞根本沒有差別。

驚心動魄的瀕死歷程

身為科學家，我致力於以科學方式追求真理，所以宗教和上帝不在我的信仰之列。有一天事出突然：壁爐架上裝飾用的含鉛玻璃砸到我的頭，我踏上了標準的瀕死歷程。我以前不僅沒聽說過瀕死經驗，更沒遭遇過不尋常或無法解釋的事。我還記得橡木框玻璃砸下來的撞擊力道。

剎那間一切失真，我脫離了倒地不起的身軀，快速通過漆黑的漫長隧道，向遠方美妙的光芒前去。意識掌控不住狀況，我被一股外在的力量阻擋在通往光明的入口處。早已離開人世的母親和外婆在此迎接我，愛意和歡迎之意使我不知所措，她們的健康幸福也令我訝異；我被引領通過她們身旁，越過門檻，進入另一個世界。

看不到人或生物。綿延的山丘、碧綠的青草、五彩的花朵在在散放著光芒，彷彿每片葉片和每瓣花瓣都透著光。每種色彩都鮮豔奪目、充滿活力，四周盡是清晰無比的影像和色澤。我沉浸於這片明亮和寧靜的景色中，陶醉在耀眼的影像和感情中，心滿意足地想永遠住下。這段經歷又變了。

我立刻被移送到一道偉大光芒的正前方，這道光芒令我感受到強烈的慈愛及祥和，相形之下，先前的感受根本不值一提。光的形狀比人稍微高些，具備人的形狀，但沒有明確的五官；這個發光體似乎什麼都存在，卻又什麼都不存在。我覺得幸福、靈敏到了極點，充滿了愛和喜悅。如果迎接我的是上帝，那麼絕對沒有末日審判這回事，我完完全全感受到被愛的感覺，被平靜和安全感圍繞，以往的疾病和不適都被治癒了。狂喜的當下靜止了，超越了所有時空；事後證實我從此可以隨意回到這樣的狀態。

沒有討論要怎麼回到人間、也沒有指示，和剛剛一樣說來就來，我被猛地推回正常意識，就在家中地板上——疼痛的頭部、大大的傷口、髮絲上糾纏著血塊。從此，我從科學界步上了細胞治療師的嶄新人生之路。

當初我的科學家頭腦把這段經歷斥之為幻覺，認為這只不過是頭上有裂縫和失去知覺的結果。但很快我便發現，這種新意識形式比任何職業、地位、附加效益都來得珍貴。

由於頭部的傷勢太重，聽音樂、閱讀、看電影、做運動等等我以前喜歡從事的休閒活動只得喊停。好端端的身體，卻頭痛個不停，醫生又規定我必須在家靜養三個月，讓我無聊到了極點。當我復原到可以開車外出的程度時，我便前往西雅圖海岸碼頭區，造訪我最喜歡的艾略特海灣書店。咯吱作響的木頭地板、數十年的書香氣息，撫慰了我的感官。

我沿著一排排的書架漫步、瀏覽著書名，一本書就這麼掉進我手中：雷蒙・穆迪（Ray Moody）的作品《來生：肉體死亡的存活現象調查》（*Life after Life: The Investigation of a Phenomenon*），每一頁都詳細記載著瀕死經驗。我買了書，讀這本書迫使我仔細檢視許多人士所提出的證據，他們的經驗都和我類似，讓我不得不正視這段經歷，原本因頭部受傷而自怨自艾的心情被驚訝和好奇心所取代。

我的生命中出現一名男子，名字也是雷，他是腳科醫生。雷在俄亥俄州立大學的超級學習小組受過訓練，他透過深度放鬆和觀想技巧教導記憶術，天曉得這些東西和腳有什麼關係！這看似和我前一陣子的經歷無關，接受記憶訓練是因為我以科學家的身份出書，作品中的作者和引用的字句不能有絲毫差錯。

生命中奇妙的轉彎

某天上課時，我舒服地躺在雷的辦公室的大椅子上，聽錄音帶詳細描述一隻灰色小貓咪；這時我有點震驚，因為我在腦海裡看到自己在一個房間裡走來走去，房間裡有張藍絲絨椅子、兩邊開口的壁爐、牆壁上掛著幾幅畫。當我向雷描述這個房間時，他臉上的表情更令我吃驚；這正是他錄製錄音帶的房間，而我形容得分毫不差，我們兩人都嚇壞了。兩名科學家湊在一起，接下來的任務就是發掘真相：我們決定測試我心靈視力的同步能力有多強。我走進雷的辦公室，坐在大椅子上放輕鬆，我們閒聊一會兒；雷走到前廳檢查某位病患的腳，當雷回來時，我告訴他這個人腳部的詳細狀況、病變、他檢查時注意到的特別狀況。

我們還用讀心術隨意做了個小小的研究：我坐在房間裡等，雷走進來的時候要想一個特定顏色，我的腦海裡就會充滿那個色彩。我並不是用猜的，而是每次都正確看到那個顏色。以往認定自己是冷靜理性的科學家，現在這個看法動搖了。也許你也有過不尋常的經驗，起初會被嚇到，然後生命會出現影響深遠的種種機緣。

我開始搜尋第六感、心靈視力、遠距觀視等奇異現象的資料，報名參加本地一位靈療老師開設的課程。課堂上的冥想使我在家能深入練習，進而目睹天使、動物、其他銀河系。

課堂上的冥想使我在家能深入練習，

進而目睹天使、動物、其他銀河系。

老師請我每週撥一個下午陪他看病人，大家都對我的觸摸有著正面回應。他們被碰觸的部位會發熱，全身會有刺擊痛，結果健康情形有所改善。有些人想找我治療，我把家中書房改裝成每個禮拜可以看幾個病患的地方，抱著副業的心情，並沒有多想。在科學界和這無以名之的新境界裡，我悠遊自在。

為了協助求助於我的人，我持續深入探討人體細胞，結果不僅是病患，連我自己都大吃一驚。

某個週末假期，我和老師、兩名學員前往北加州的夏斯塔山度假，我的人生再度大逆轉。我們從山脈南方的派瑟草地爬上瑞德峰，白雪皚皚，踩著結冰的山坡路向前進，喝積雪燒成的水，美好的春日令人陶醉，我們在海拔九千六百呎的高度忘卻煩惱，全神貫注地冥想。

開車回到西雅圖的途中，我們四個髒兮兮的朝聖者在奧瑞岡州波特蘭市近郊的天主教聖地格羅托修道院歇腳。我的家庭算是新教徒，所以我並沒接觸過天主教堂或天主教義。大夥兒進去小教堂祈禱，我一個人四處晃蕩，最後站在一個和房間差不多大小的洞穴前，這是在陡峭山壁下形成的天然洞穴。洞裡有座聖殤的複製雕像，四周的燭光閃爍不定，悲傷的聖母瑪麗亞懷裡抱著從十字架上卸下的耶穌遺體，感覺似乎就要活了過來。

我走向洞穴，跪在供人膜拜的板凳上，感覺到空氣在流動、全身充滿活力和能量。有名女子的聲音說：「療癒是你的任務。」我聽到的時候，感覺渾身顫動。

瀕死經驗彷彿重新上演，心中澎湃著慈愛、和平、敬畏的感覺。我該如何承受這股情感？這股能量？這般福氣？在那短短的瞬間，我的生命徹底改觀。那慈愛又威嚴的聲音由不得我遲疑或猶豫，第二天我回到西雅圖上班時，便著手辦理實驗室的離職手續。

療癒的世界並非不請自來，我沒辦法像解決科學問題一樣「思考」出答案。我養成冥想的習慣、尋求上蒼的指引，一路走來，只要有需要就會有跡可循。我每天在治療室中有所長進，去東南亞和當地療癒師共處時，進步更是神速。二十年來，我學著以療癒能量深入體內細胞，現在更迫不及待地想和大家分享心靈世界和身體治療相互交織的神奇之處。

走向療癒之路

瀕死經驗使我和某種大我產生了關連，如果這是上帝——創始源頭的一部分，這種連結從不讓我失望。我不再害怕死亡，因此也不怕和創造的源頭分離。我不再相信創始源頭只屬於某些特定的宗教人士，療癒的源頭人人有份。

那麼細胞又是怎麼回事呢？我對實驗室還有感情嗎？現在，細胞對我的意義更加重大，畢竟身體健康得從細胞做起。同樣的，療癒必須觸及細胞，因為疾病始於細胞。

‖ 療癒必須觸及細胞，因為疾病始於細胞。‖

你知道各個細胞很少會突然整個生病嗎？經過簡單的練習，你就能協助受傷的細胞邁上康復之路。以我早期的病患傑瑞做例子，他是建築工人，剛被診斷出患有多發性硬化症。他慣用的那隻手幾乎沒有力氣，舉不起鋤頭、拿不穩鎚子、右眼不時看不清楚，視力和臂力這類簡單的身體功能時好時壞，讓他覺得很沮喪。我們一起進行療癒過程，不到兩個禮拜，他的視力即恢復正常。幾個月後，傑瑞用右手抱著沉重的大水罐走進我的工作室，開心笑著把水罐放在我面前。三個月前，他這隻手連橘子都握不住；現在，他的雙眼、身體的神經細胞已治癒。

愈瞭解自己的身體和身體的細胞，就愈能體會到生命的可貴和神聖。不要和身體作對、不要和人世間的日子過不去，身體是靈魂的神聖殿堂，是傳達意識的方式。有了這個想法，生命才會圓滿，身心靈才能合而為一，靈魂和細胞才得以結合得天衣無縫。

源起

我將瀕死經驗稱之為「彼岸」，剛回來的那幾年，心中感受很深刻。
我想要回到那片只有安詳和愛的土地。

我不懂為什麼要讓我一嚐天堂的滋味，又被拋回這擁擠的現實世界。

我尋求指引：「告訴我這是什麼意思，告訴我！」想獲得解答，但必須先改變我的冥想方式。我沒有異想天開，也沒擊鼓奏樂，更沒有追隨玫瑰的芬芳；我集中注意力在自己身上，掌握高等意識，一點一滴地從內心深處引出來。我開始感覺到一絲天堂的滋味，我從這裡發展出兩個步驟的練習，有助於自己在日常生活中和自己的高等意識作連結。

第一步

首先練習感恩，如此才能敞開心胸接受美好事物。感恩引導出奉獻，能使心中自然而然湧現慈愛，如同深度的療癒。如果你不重視、也不欣賞自己的身體和實相宇宙，又怎麼可能治療你的身體或協助他人療癒？完成心願和達成心靈任務，需要活在當下，包括對自己身體的意識。

人體很奇妙，值得認真體會。你的身體有將近一百兆個細胞，是全球總人口數的一千五百倍，是獵戶座星系星星數字的一千倍。細胞屬於「行動團體」，或稱為組織，各有各的形狀、大小、職責，各有重生、修護破損部分的速度。上兆個細胞通力合作，你才能活著。

讓全身充滿感恩和溫暖的感覺，請讓更多的高等意識、心靈從你的內在掙脫出來。從全新角度看待自己，想句特別的話，例如「與宇宙合而為一」、「在光明中歇息」、「在聖靈的殿堂中」。

感恩引導出奉獻，
能使心中自然而然湧現慈愛，如同深度的療癒。

療癒步驟

花點時間集中在你最欣賞自己身體的四個特點上，用私人日誌記下你的想法，供日後回顧。

第二步

在許多傳統中，呼吸都是冥想的利器，能夠增強你高層次的意識。有時候自我或靈魂彷彿遙遠得無法感受，好像需要呼喚；請讓真正自我的每個部分回歸到你的內心。

療癒步驟

吸氣擴胸，讓自己充滿精氣。觀想你整個人膨脹起來，充滿著高等意識的特質。為了自己和其他生物，讓自己充滿智慧和慈愛。宇宙中不論是無垠的空間或是最小的粒子，都洋溢著燦爛的能量和智慧。宇宙的四大特質：神秘、創造、氣流和組織的動態平衡，以及復原活力，幫助我們發揮最基本的療癒特質。

神秘

我們看得到大部分的宇宙，但隱而不見的部分更多。依照最新估計，我們能感受到百分之四的物質和能量，這還得歸功於這些部分能反射或發出某種形式的光。我們看不到的宇宙高達百分之九十六，因為這些不在可見範圍之內，是無法偵測的物質。同樣的，人所知的宇宙也只佔了一小部分，但我們仍不斷追尋浩瀚的秘境，未知的部分還有多少？誰能推斷有待發掘的部分有多龐大？有多少可觀的能量可供療癒之用？

創造

宇宙不斷的在創造，在質子極小的世界裡，創造鍋在短短一秒內就能進行翻攪。以前認為外太空是空蕩蕩的真空狀態，原本以為質子也如此，但實際上質子的內部空間裡聚集了巨大能量。每奈米秒（十億分之一秒），這段只夠眨下眼簾的短短時間裡，有百萬件奈米事件會發生，質子中有能量形成「東西」，其中之一叫做膠子，膠子能黏結住世界的物質，但它稍縱即逝。有自旋、電荷，但沒有質量的東西有很多種，膠子只不過是其中之一，它們在質子裡存在的時間極為短暫。

想想你體內的上兆個細胞，想到一個人體內的細胞數量超過全世界人口的總數，再想像組成這些細胞的分子數量，腦袋都要昏了。再加上組成這些分子的原子，更是動輒以兆為計算單位。

每個原子核中都有能量來源不斷創造和分解膠子，因此源源不斷的創造是你體內最深的模式之一。人人天生即具備重新生活、恢復健康的龐大能

一個人體內的細胞數量超過全世界人口的總數。

量。

動態平衡

宇宙不斷在創造新的星球和處理舊的星球，天地萬物的創造和毀滅，以井然有序、優雅的方式平衡。宇宙不再被視為巨型鐘錶，在開天闢地時上緊發條，等著指針走到萬物皆空為止。

人體是一個流動體系，不斷平衡輸出、輸入，不會控制得一絲不苟，也不會隨心所欲。健康的系統被組織得漂漂亮亮，流暢得四平八穩。這種架構同時具備了彈性和穩定性，例如肌肉的纖維排列得有條有理，能做輕鬆和複雜的動作。

神經告訴肌肉要動，以抬腿的動作為例，中樞神經系統發出訊號，經由神經傳到腿部肌肉，肌動蛋白和肌凝蛋白兩種細小纖維一起滑動，肌肉收縮，抬高大腿，腳就舉起來了。要把腳平放在地面上，肌動蛋白和肌凝蛋白兩種蛋白質滑開，肌肉便放鬆了。

生化有助於攝取營養、增加動作的複雜度，這些神奇的事都被視為理所當然。要這麼多細微動作才能走上一步，想想看你每天要走多少步。

不論你的身體有多失衡，體內仍然保有恢復平衡的必要訊息。學習重拾安寧和健康的平衡，是療癒步驟對你的獻禮。

復原活力

很久以前，我們的祖先看著星辰，發現每個季節會出現相同的星座，循環的星座和行星像時鐘一樣以固定的模式周而復始，這種說法在當時合情合理。星辰劃過的黑色太空看起來空無一物，因此就被認定是空無一物。

現代人的看法卻是大不相同！我們現在知道，空無一物的太空有能量在振動；天空並非一成不變，新的星球不斷形成，舊的星球會爆炸，膽敢靠近黑洞的物質都會被吞噬和粉碎。宇宙擁有無比的復原能力，不停的自我

學習重拾安寧和健康的平衡，

是療癒步驟對你的獻禮。

重生和修護。

人體反映出同樣的復原能力，小傷只是讓人動作變慢；手指割傷會啟動一連串複雜的步驟來止血、封住傷口、形成纖維墊作為修護期間的新細胞母體。修護工作完成後，纖維自行分解；如果傷口太大，便會形成明顯的疤痕封住四周，保護內層的完整。

遇上重大的療癒危機時，如能肯定身體天生的復原能力，能使療癒時間縮短，並在過程中為自己打氣。

療癒步驟

寫日誌，或直接翻到第一一〇頁，想想你個人如何在身體和生活中應用這宇宙的四大特質：神秘、創造、氣流和組織動態平衡、復原能力。你對此的感受可能每天在改變。也許你願意經常重複這個練習，作為冥想的基礎。

宇宙擁有無比的復原能力，
不停的自我重生和修護。

疏通氣阻

剛開始從事治療工作時，我以為自己要做的事就是冥想，讓自己充滿療癒能量，竭盡全力傳輸給我的病患。

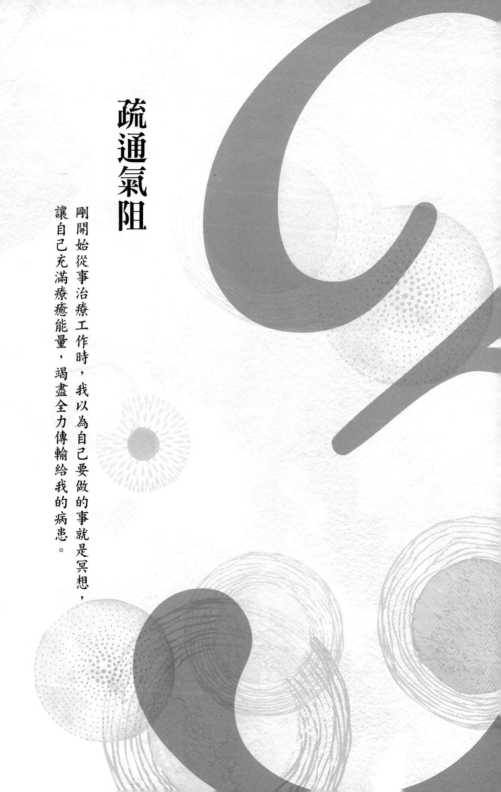

病人的關節炎突然好轉、癌細胞範圍縮小，這些令人驚訝的結果很難得。最常出現的狀況是，盡了力卻看不到成效，有些病患甚至感覺噁心不適。

治療的成效時好時壞令我不解，我找尋解答。結果發現，早已做過大量心靈或冥想練習的人，能接收並運用充分的能量氣流。才剛開始冥想、心靈才甦醒過來的人、或剛開始接受其他輔助治療的人，最難應付。我請教了一位睿智的中醫兼針灸老師，結果學到「氣阻」的觀念，在他的傳統文化中，這是眾所皆知的觀念。能量受阻使得療效不彰，即使有再多能量都沒有用。這個新知讓我了解為什麼我的治療會有不同結果。

我領悟到，除了和病患分享療癒能量之外，我必須明確地找到能量受阻

‖ 能量受阻使得療效不彰，

即使有再多能量都沒有用。‖

的位置並加以清除。找到的位置愈精準，療癒的效果便愈好。

我開始使用擺錘，鐘擺在氣阻部位上方會打轉，這個方法還算可靠。沒多久，我便可以用雙手感受到氣阻的位置，因為患病或舊傷處會冒出一陣冷風或強烈熱氣。有時候我還能親眼看到氣阻，也許我有奇異能力能知道問題的根源。

並不是所有的氣阻都很容易清除。如果是信念把能量阻擋在某處，使它動彈不得，這種情形就會特別棘手。喬思琳的病例能說明桎梏的信念有礙療癒，這種案例很常見，我聽說過幾百個類似的故事。

＊　＊　＊

喬思琳從候診區走進我的工作室時淚流滿面，她猛地坐在軟綿綿的沙發椅上，緊緊抱住天藍色抱枕，開口就說出她的煩惱。

「一個月前我被診斷出乳癌，三個禮拜前動了手術，醫生發現有惡性腫瘤，安排我在這個週末開始化療。我在書上讀過，要治好疾病，必須先知道癌症的起因。

「我不知道從何著手，我十六歲那年被哥哥凌虐，從此我就對妹妹非常惡劣，這是不是我的報應？我是做了什麼事才會罹患癌症？」

＊　＊　＊

造成疾病的因素當然有很多，包括情緒創傷、遺傳性體質、接觸到四周環境的毒素。但我們卻習慣從疾病倒退推演到一個簡單的病因，尤其是歸罪他人或歸罪於自我的成因。

喬思琳的情緒一向很緊繃，腦海裡充斥著罪惡感，都對她產生莫大壓力。壓力太大的嚴重後果有：抑制免疫系統和神經再生（神經細胞新生），兩者都會阻礙身體的療癒。

雖然喬思琳的癌症原因不明，但壓力顯然傷害了她的健康、妨礙了她的復原。手術、化療、各種療法，讓她迷惑且難過，光是每天要面對這些狀況就足以耗盡她的勇氣。我們需要找到能為她減少壓力的助力；我們讓喬思琳想像自己走在最愛的海濱、在綿延無際的沙灘聆聽海浪拍打的聲音、聞著帶有鹹味的新鮮空氣、感受到肩膀上的溫煦陽光。我們持續運用這種影像，直到她能隨心所欲地啟動或更改她專屬的療癒步驟。最後她不僅感覺心平氣和，還化解了心中的罪惡感，不再認為生病是做過壞事的報應。

幾個月後，她結束療程，原來的光頭長出了茂密的髮絲，我們回顧突如其來的癌症，以及她從中習得的體驗。

「我重新看待自己的生命，」她說：「我是好人，有幫助他人的天賦，我在很多人心中佔有一席之地。我以前累積的『事情』，現在已經不重要了，擁有物質不再是主要目標。事情的輕重緩急有了變化，我幸福又自在，我熱愛人生和所愛的人。因為你的幫助，我才能專心運用療癒冥想，配合最理想的療程，克服癌症。」

喬思琳最大的障礙在於，她相信自己的病是一種懲罰，一旦擺脫了這個桎梏，她的身體就會出現反應：化療的副作用減少、疲憊的感覺減輕、健康的感覺增強。她也真心堅信會有美好的未來。她的病後來變成身體痊癒、對本身和生命的智慧更上一層樓。信念具有強大的力量，能拘束我們，也能驅使我們走向自由自在的新生活。

桎梏的信念阻礙了情緒、身體、心靈的療癒，但那股滯礙的能量是能夠被釋放出來的。以下的資訊能幫助你找到滯礙之處，也提供了釋放的方法。

去除心理障礙

幾十年前，患有重度創傷後壓力症候群的退伍軍人由越南返國，他們可能出現下列反應：聽到大的聲響會躲在桌子下、受到驚嚇時會出現防禦性或暴力行動、抑鬱度日。傳統的心理治療法是喚起創傷記憶，感受那股情緒，經歷並走過創傷；可是沒有效果，這些退伍軍人甚至變得更嚴重。想

信念具有強大的力量，能拘束我們，

也能驅使我們走向自由自在的新生活。

起戰爭的可怕，再次撕裂了情緒的傷口，使他們一再重溫創傷的經歷。

為什麼心理治療沒有用？腦子有個部分叫作杏仁核，在受到重創的時候會自行關閉。杏仁核是情緒通往認知中心的橋樑，一旦斷了通路，情緒便成了行為的唯一動力；花多少心力都無法停止這種反應，因為情緒和思考已失去連結。當炸彈掉落，有這種自然反應才能存活；但危險過後，喪失功能的杏仁核繼續阻止腦子處理事情，嚴重的創傷讓腦部停留在驚嚇狀態。以夏碧洛（Francine Shapiro）為首的那一代治療師，研發出利用眼球轉動或觸摸模式的治療形式，其中最有名的即是一九九〇年代中期廣為人知的「快速眼動療法」，這項輔助療法具有效果。進行此療法前後都要掃瞄腦部，結果顯示杏仁核恢復正常功能，所以汽車爆震的聲音就只是汽車的噪音，而不會成為啟動戰鬥行為的聲響。能量治療師可以和心理治療師共同接受快速眼動療法的訓練，一起幫助因為重創而受阻的腦子。合併運用心理和能量元素可加快復原速度。

多數心理治療師和靈療都是藉由和病患交談、聽他們訴說故事來了解心理障礙的癥結。沒有特定立場的治療師能營造出安全的接納環境，不怕陪病人走過心路歷程，不計較治療的結果；有了這種治療師的協助，過去的影像和回憶便不再形成障礙。一旦確立了信任和安全的氣氛，心理障礙彷彿具體地用手摸得到。內心也許會隨時浮現引起重創的經過，細節愈清楚，愈可能找到最惱人的部分並獲得解決。

溫和的去除桎梏能使清除的層次愈來愈深入，並使腦部重新正常連結。去除心理障礙，才能展現自我的真正力量。被障礙壓制住的天份能自在地發揮並帶來喜悅。你的心理障礙是什麼？你對自己的看法，哪些已經不管用了？是什麼態度或信念讓你覺得自己不值得過幸福快樂的日子？

療癒步驟

想想有那些情緒或精神信念已不適用於目前，也許你曾經以為非要

去除心理障礙，才能展現自我的真正力量。

某種信念或反應不可，但現在你的生命因此受到侷限而無法圓滿，或無法完全表現出你成熟後的模樣。

許多天生具備同理心的人抱著崇高的博愛宗旨踏進醫療界，過了一陣子，護士變得易怒、醫生變得粗魯、治療師變得倦怠。父母親和看護也容易出現類似的態度。吸收他人情緒的壓力，日復一日背負這股壓力使人筋疲力竭，很容易感到體力被壓榨乾了。冥想能清除滯礙，重新燃起對生命和工作的熱情，若再加上健康飲食、運動、度假，更是好處多多。

療癒步驟

1. 如果你很容易受到他人情緒的影響，可以在日誌中列出你受影響的經驗。例如，你對雜貨店員莫名其妙的發脾氣，其實真正的問題在於你的青春期子女對打電話的規定不滿。

2. 運用一一四頁和一一五頁的圖片，把貝克山上方的白雲想成滯礙的情緒，也許是你本身的、也許是因為移情作用而從他人轉移到自己身上的，讓自己的情緒滯礙飄浮到天空中加以轉化，如同自己把雲層從山上移開。專心的做，直到日誌上列出的感情都釋放完為止。

去除生理障礙

伊莉拄著拐杖一跛一跛的走進我的工作室，她原本約好要談別的問題，但她最近因為滑雪出了意外，這次見面變成以腿部骨折為重點。

這是她第一次來我的工作室，她談了自己的過去，我扶她上治療桌。我用的按摩桌鋪著厚墊，上面蓋著手工被。伊莉沒有脫衣服，而是舒舒服服地蓋著柔軟的毛毯，放輕鬆的嘆了一口氣。

療程一定是先找出氣阻部位，我的雙手在她身體上方六英吋處，慢慢從頭部、手臂、軀幹往下移動，最後分別移過左右腿。在她右腿打石膏處的某個部位，我的手停住了，好像有面牆冒出來擋在前面。我問伊莉那裡是不是骨折的地方，她說對。

我試著清除氣阻，認為能量「堵塞」是受創的結果，但我好像過不去那個部位。我繼續處理氣阻，但有一種不尋常的感覺發生，我看得到伊莉小腿的骨頭，骨折處的脛骨兩端裝了支架，好像腿部在上石膏前沒有處理好。我對伊莉說看到她的腿骨，她必須再找醫生好好檢查。可以想像，我當時的感覺有多麼詭異。

我們在兩週後見面，X光片證實她的腿骨沒有對準，必須開刀並用鈦針來修正脛骨的位置。接下來，我清除手術的能量，感覺到她全身的能量暢通無阻。我專注於加強她的自癒能力。之後伊莉完全康復，重拾活躍的運動員生涯。

* * *

傑瑞的傷勢則是另一回事。他和一群二十幾歲的朋友踢足球，比賽時腳踝骨折。依照醫生的說法，腳踝復原的速度符合當初的預期，但那場倒楣比賽的八個月後，他仍然痛得跛著走。傑瑞希望以能量療法來減輕疼痛，畢竟他還很年輕，還有好幾十年的日子要過，總不能讓腳踝一直壞下去。

骨科專家判斷原因在於骨刺，他用盡一切辦法：在原先受傷處開刀，上石膏幾個月不能動。到了這個地步，醫生已經無計可施，只能給傑瑞吃止痛藥。

傑瑞放鬆地躺在治療桌上，脫下襪子，褲管捲到小腿。我的雙手開始在他受傷的腳踝上方移動，過了幾分鐘，他的小腿開始出汗，蒼白得嚇人，身體的其他部分則完全正常，我的手因為高溫而刺痛。我的兩隻手在他小腿上方慢慢移動，刺痛逐漸減輕，最後消失。我們用這種方式進行了幾次療程，直到傑瑞的骨刺完全消除為止。

「破骨細胞」是使骨頭汰舊換新的細胞，也能去除骨刺。我們在工作室裡一起進行治療，此外，我還教傑瑞在冥想時召喚他的破骨細胞動起來，如此才能在細胞的層次上療癒。在成為能量靈療的過程中，我學到如何以能量深入身體，從細胞的層次提升療效，我稱之為「細胞療法」。

採用這些技巧後，傑瑞的療癒結果遠遠超過醫生的成績。傑瑞再度過得生龍活虎，生活中當然也少不了足球。

＊　＊　＊

受傷、感染、疾病都有可能在體內任何部位造成生理滯礙，清除能量受阻未必能治療痼疾，但對後續的療程都是非常重要的第一步，因為不封閉的系統和暢通的能量，可以提供最佳的療癒機會。

如果你有疼痛、發熱、發冷、刺痛等感覺，或者是不覺得痛，但有種怪怪的感覺，那麼體內能量氣流就有可能遭遇生理阻礙。任何一種感官都能找到受阻的部位：視覺、聽覺的訊息可能會透過視覺顯示，例如在冥想或夢境中看到紅色濃煙之類的景象，或聽到痛苦的哭喊聲。

有些人則是無意中接收了別人的氣阻，因為吸收了他人的痛苦而變得病懨懨的。釋放出不屬於你的東西不僅能增強活力，還能加強分辨能力，知道哪些問題是自己的，哪些是從別人身上帶過來的。

療癒步驟

這個練習可用來清除氣阻，去除不想要的能量。把雙手放在身體不舒服的部位上方，觀想將多餘的能量送進地球轉化或中和。你也可以用溫度適中的水洗手，在腦海中把沒有用的東西洗掉。

其他文化有流傳久遠的古老方法，也可以修正運用在現代環境中。有種儀式對於生理阻礙特別有效：某些薩滿文化，甚至到了現在，靈療、薩滿祭司還和曾祖父輩一樣，他們會彎身靠近患者，在身體上方或實際碰觸身體，用嘴巴做吸吮的動作，如此一來，患者的病痛就被吸入薩滿祭司的嘴裡，他再立刻把病靈吐進小容器中，然後砸破或丟入火裡。這個儀式疏通病人的身體，召喚治療的自然力量。薩滿祭司總是把病痛送給更高的力量去轉化。

療癒步驟

上述的薩滿療法有幾種改良方式，不需要真的動嘴巴。以下是兩種方法：

1. 如同一一六頁的圖片，凡是有礙健康的氣阻，都想像成大自然的結冰現象，在冬陽中融化流失。
2. 一一七頁的圖片中是陶土或黏土做成的小器皿，觀想裡面裝著疾病的精靈或意識，輕輕地集中氣阻中不想要的能量，請求轉化這些痼疾，並淨除所有的負面影響。找個有意義的容器，並打造出一個聖潔的地方，每天洗滌自我。

去除心靈障礙

怎麼知道自己的心靈有障礙？這個問題實在很複雜，因為心神不寧會不著痕跡地落入生活的心理和生理領域。若心靈問題是導致氣阻的主因，釋放出來後便可以清除其他層次的問題，然後就可奇蹟似的痊癒，我一再目睹這類事件發生。並不是所有疾病都源自心靈，想藉由洗滌心靈來治療指甲長肉刺、甚至癌症的各種疾病，是很不切實際的做法。但另一方面來說，解決心靈上的問題對於手術、疾病、情緒創傷的復原很有幫助。

健全的心靈包含內心深處的寧靜，這種真正平和的心境不會受到日常瑣事的困擾。心靈清明的人，每天都充滿著期待而醒來，冥想、祈禱對他們而言，就跟呼吸和食物一樣重要，他們很容易在靜態的冥想中突然體會到天人合一的狂喜。心靈清明的人在日常生活中可以完全活在當下，又能保持與自我精神重心的連結。讓我和各位分享一則親身經歷作為說明。

幾年前，在我生命的某個階段，我很滿意自己從事靈療工作，每天充滿喜悅地起床、享受周遭人士對我的敬重，但我的志得意滿卻被一隻胡蜂給刺破了。當時我在貝克山木屋的院子裡推著手推車走來走去時，三隻被激怒的胡蜂叮了我，兩隻分別叮在左右手肘的內側，一隻則叮在頸背上。紅腫的部位有兩英呎寬，又癢又痛了好幾個禮拜，最後必須用可體松治療。我的手臂到肩膀、胸口、脖子，到處佈滿了不斷擴散的疹子，讓我很久沒辦法好好睡上一覺。

雖然服用了可體松，但頑固的疹子還是一樣令我難以忍受。如果可體松使疹子完全消退，我就不會深入探討；在這個難過的時刻，我選擇進入心靈層面，發掘這個痛苦的小插曲有什麼意義。

我很清楚被胡蜂叮和個人因果無關，我沒有把注意力放在疹子上，反而是著重自己希望的結果，也就是不會發癢的漂亮肌膚。這個注意力的練習演變成一個通道，帶我走向日後的生命，不再回頭。我的能量轉移，我要奉獻的心更加堅定，我下定決心不再自滿。雖然不是馬上，但疹子很快便消退了，我又能睡得安穩、又能滿心喜悅的起床，根本想不起來哪些地方發燙、發紅、發癢過。

我決定將這段插曲視為獻身新服務工作的序曲，因此能從內心深處感受到心靈的療癒。此外，同事幫我清除能量讓我恢復健康。療癒意味著持燈直到能在每個人身上看到上帝，並在每件事中認出神。

療癒步驟

這個練習分成兩個步驟——不需要被胡蜂螫——能幫助你療癒自己的心靈，輕鬆度過難關。切記：暢通的能量和幸福美滿的世界正在等著你。

- 和靈性實相深刻連結。連結的方式有很多種：沉默的一刻、一段祈禱文、一個特別的影像，可以是天使、四隻腳的動物或鳥類，

療癒意味著持燈直到能在每個人身上看到上帝，並在每件事中認出神。

或心靈引導召喚你開始踏上旅程。一一八頁和一一九頁提供了兩個例子。

・自己想一段禱告或唸下列的雅比斯禱告，確定你要成長的意願，並一再重複祈禱文。

實際運用雅比斯禱告

・**甚願你賜福與我。**

在開始作息之前、在觀想和行動之前，刻意地靜止不動，讓雅比斯禱告的第一句持續到你心平氣和為止，自然而然地靜下來。每天清晨接受賜福的力量，以維持清明的心態。

・**擴張我的境界。**

和靈性結合能創造為他人服務的天然能量氣流，能量閃耀著個人真正天賦的光芒，第二句禱告強而有力，說著說著，服務的機緣便會意外出現。可以加上「我願意」這三個字。

・常與我同在。

參與有意義的事，一開始興緻勃勃，中途卻變得意興闌珊，這種事發生過多少次？除了祈求鼓勵之外，還要祈求連結和不中斷的能量。「常與我同在」能支撐你，讓你不偏離軌道。

・保佑我不遭患難，不受艱苦。

雅比斯的這句祈禱文對不同的人具有不同的意義，有可能是「讓我的自我、思緒、行動中的誠實正直。」

雖然有很多種詮釋，但我要感謝魏肯生（Bruce Wilkinson）寫下雅比斯禱告，啟發了很多人以新的眼光看待《歷代志》（上）的第四章第九、十節。

4

氣流和靈魂印記

古代哲學對生命能量的稱呼有很多種，「氣」是其中之一。

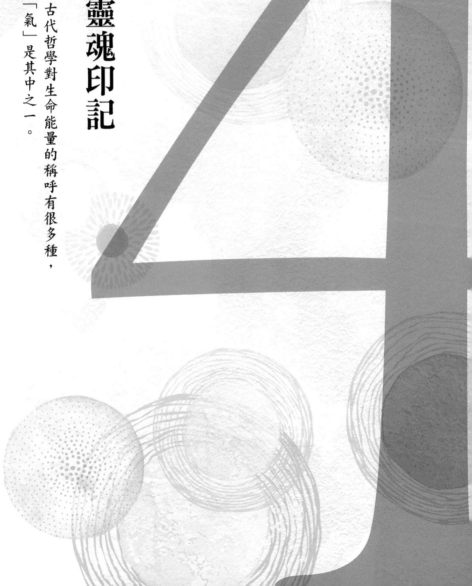

氣旺盛便身體健康，氣血不足則和身體不好有關。一旦氣阻的部位打通了，氣自然暢通，身、心、靈都會自由自在，沒有障礙。

什麼是流動生命能量的本質？當初我在治療病患的時候，能感覺到流動的模式——奇怪的是，每個人的模式感覺起來都不同，這些模式和指紋、雪花一樣，個個獨一無二。老實說，只要注意到某人能量氣流的特色，我就能認出這個人，並想起我們共同解決過的問題。

氣怎會如此變化多端？我不禁好奇，「能量特色」能不能用來證明一個人的身分？結論是以下兩大原則：

‖ 每個人身上都以獨特的變化方式具體表現出宇宙能量。‖

1.每個人身上都以獨特的變化方式具體表現出宇宙能量：每個人的意識中都存在著自然又絕無僅有的方式，我稱這種特質為「靈魂印記」。

2.在健康的人體裡會有旺盛的能量流，我會用「氣流」這個字眼來表達靈魂印記的速度快慢和行進方向。

根據生命的基本現象，我們來看看氣流對於細胞的意義：所有的細胞為了要存活，都會經歷一個穩定、進進出出的元素流。成長、修護、複製、對刺激產生反應、攝取營養、排除廢棄物，都是不可或缺的模式。科學家稱這股生物氣流為「體內平衡」，意思就是「相對穩定的平衡狀態」。這種奧妙的平衡狀態可預防突變，以免脆弱的生命單元被摧毀。複雜的回饋循環使細胞保持正常溫度和正常體積，維持相當固定的分子組織。食物和氧氣進入細胞，廢棄物離開細胞；少了這股氣流，一個細胞或一組細胞的生命就會中止。如果某重要器官因為疾病使得一大塊區域的氣流無法進出，我們的身體就會死亡。

氣流的主題使我們站在心靈、情緒、生理三者難分難解的分界點上。氣流暢通，使人的內在感受從空虛變得充實，原本懷著畏懼的心情起床，變成在幸福中醒來並期待一天的開始。單純活著所帶來的喜悅，會自動開發出感恩心。當氣流觸及靈魂到細胞的每個層次，尋常的日常生活都能增添幾分生氣。健康改善了，身體會有反應，所以靈療最好和生活的自然順序配合，才能達到最佳效果。

我上過貝爾（Art Bell）的廣播節目「從東岸到西岸」，在訪談中提到能量療癒的概念，艾德聽了很好奇，所以打電話跟我約時間見面。艾德曾因酗酒而住院，當時差點喪命，所以感受過死亡的陰影。幸運的是，他完全康復且不再碰酒，但他現在有嚴重的心臟病。我們的第一堂課看不出什麼效果，即使是全神貫注，艾德體內受阻能量的疏通程度也只夠讓他體會到氣流的存在。幸好，我們都覺得算是有進展，雖然效果不持久，但仍值得繼續。艾德上了幾次課後，他的身體便開始出現反應，精力增強、疲勞消退，他是這麼說的：「我就是覺得好多了！」

我們繼續一對一治療，艾德也來上我的課，學著發揮自己的療癒天賦。他把療癒能量集中在他人身上，成功地使同學清除氣阻，並且增強氣流，做到這些令他覺得很開心。在他自己身上的效果更是明顯——他愈來愈健康，追求的生命目標也愈來愈遠大。他每個週末到當地的心靈書店當義工，做能量療癒。

我們還是一個月見一次面，重心放在維持他身體的氣流；隨著生理健康的改善，他的心靈開始有非凡的感受：感覺輕飄飄、沒有拘束、無比輕盈，心中充滿歡喜和崇敬。每次的課程開展了他的程度，從他對自我的看法有深入進展可以看得出來。

我們的目標是：找出能穩定艾德的明確能量特質和氣流模式，如此一來，等療程結束後，在面臨工作壓力、塞車、購物、帳單等日常難題時，他的氣流將不會再度受阻。

聽著艾德説話，我開始感應到他內心深處有股獨特能量正在產生共鳴。一路走來，我累積到的經驗是：鎖定病患身上印記的特定能量。多年來，艾德為了將自己塑造成精明的經理人兼生意人再加上酗酒，以致深深埋藏了他的專屬天使、專屬導引、專屬的療癒者之心。在治療艾德的同時，我發現一件事，我認為每個人都有特定的靈魂印記。

艾德視自己為管理人才，所以身體不健康、心神不安寧。當我們發掘出他的核心能量時，他感覺很棒。接下來就是要穩住這股能量，再教導他如何觸及自己專有的靈魂印記。我再次領悟到，個人特有的能量受到尊重、感到和諧時，能量才可發揮最大功效。

下面要解釋從氣流的三個面向引伸出的靈魂印記：

1. 一旦去除信念和回到真我的障礙，就能找到精準的振動頻率。
2. 氣流的速度。
3. 氣流的方向。

氣流的振動頻率

我們察覺到的顏色和眼睛接收到電磁輻射的振動速率（或稱頻率）有關，整個宇宙不斷以不同的振動速率在移動，但並不是每種振動速率都會產生顏色，因為看得到的電磁波範圍狹小，不是每種振動都會出現在此範圍內。我們這種生物體對光和色極為敏感，這項特質會延伸到心靈的靈敏度。顏色和靈療的關係在祕傳的教法中確實存在了幾十年，在許多固有文化中更是早已存在數幾百年。

身體的能量中心（脈輪）和圍繞身體的能量磁場（aura），通常都有各自的顏色，能察覺到這些顏色的人，是用「內在視覺」在觀看。內在視覺是一種轉換狀態，人在此狀態下能看到平時肉眼所察覺不到的影像和色彩。

多年前我開始研究色彩，對身體察覺的程度愈來愈深入，我能認得出「核心色」。在脊椎上方察覺到的光柱，就是核心色，屬於靈魂印記的核心色比歐娜更穩定，不會隨著情緒或生活狀況出現重大變化。核心色能反映出真我嗎？反映出真實的靈魂嗎？這個問題我並沒有完整的答案，但我的經驗是：這些美麗的色彩屬於獨特和神秘的自我，也屬於一切的連結。核心色在成長和發展階段會改變嗎？這個問題我也沒有明確的答案，但根據我的觀察：我們的身體或心靈絕對不是靜態的；當我們成長時，我們在安心穩定和活躍變動之間來回飛舞。宇宙的諧波振盪（頻率改變），以振動和神秘的方式與我們同在。使細胞療癒、把健康的頻率振動傳達給身體的方式有很多種，我們的核心色是內心的明燈，正是許多方式的其中一種。

表1是部分核心色，我以親身經驗列出可能的對應特質。這並不表示這

在脊椎上方察覺到的光柱，就是核心色。

些顏色和詮釋沒有缺失，我鼓勵各位發掘自我核心色的觀念。

也許你想自己列表，注意自己和顏色的特有關係。

表 1

顏色	特質
白色	受到上蒼的護佑
黃色	堅定的心智
金色	慈愛
紅色	活力
綠色	身體健康
藍色	清明
靛色	洞察力
彩虹	世俗價值觀和 心靈連結的整合
紫色加銀色斑點 或金色閃光	天人合一

療癒步驟

以下是辨識自己核心色的幾種方法：

- 冥想時會在腦中看到一種明亮的色彩，加深冥想注意身體脊椎上方的區域；如果顏色不變，便可以把這當成自己的核心色。
- 有時會突然覺得充滿了慈愛、清明、洞察力或以上的總合，如果此時伴隨著一種色彩，這項特質和顏色的頻率便是相連的。
- 也許有其他人感受到你的核心色，例如和靈療師見面時。觸及自己真正的核心色時，你會感到喜悅、安詳、精力充沛。

氣流的速度

氣流的第二項特質是速度：移動得太快可能會覺得緊張，太慢又好像沒有動靜。療癒能量移動的速率必須和病患氣流的速率近似，才能融為一體。

想像兒童遊樂場有座旋轉木馬，你想跳上去，但你必須先繞著旋轉木馬跑到和它的速度一致，這時才能抓穩往上跳。順利的話，你會和孩子一起騎；倘若沒算準，可就會跌落在地。同樣的道理，配合氣流速度，你與速配的生命能量便會搭配得天衣無縫。

運用以下練習，決定自己最理想的氣流速度。請注意，速度可能每天變化，但只要回頭做這個練習，就能掌握某項特別任務或生命狀況的確實速度。

療癒步驟

1. 氣流速度會因為時辰、生活狀況、個人本性而改變。每次冥想時或暫時停止工作，保留一點時間給自己時，注意你深入核心的速度有多快，留心你當時的氣流速度。

> **配合氣流速度，**
> **你和速配的生命能量便會搭配得天衣無縫。**

2. 當你完全意識到內在速度時，注意這種感覺舒不舒服。

3. 意識到氣流時，就可以把氣流調整到最適合當時狀況的速度，吸足氣就能找到氣流。一二〇頁的圖片是平靜的水面，一二一頁是山上湍急的流水，分別展顯慢速和快速流動的能量。哪一張能引起你的共鳴呢？

氣流的方向

在讀過拙火瑜珈能量，或聽過靈療講師演講提起這個話題時，很多人都知道從薦椎往上竄的能量流會帶來欣喜若狂的體驗，他們會試著「喚醒」本身的能量，設法使能量沿著脊椎往上流。但這個氣流走向卻讓很多人覺得難過，或是因為無法控制這股氣流而感到沮喪。從事這個行業二十年，我發現向上走的能量流只對極少數人的健康有好處，而大多數人是在氣流由上往下走的時候才會精力旺盛。這種模式可稱之為「靈性恆定」，類似於維持細胞內生命營養和能量的流動。能量流進去也要流出來，這樣能量和靈氣才能不斷獲得補充。

療癒步驟

觀想自己的頭頂像花朵一樣綻放，祈請神的慈愛能量流進來並在全身運行，為你所有的細胞補充活力，再觀想這股能量輕輕地從腳底流失。

要如何維護在冥想中或在能量靈療課時所感受到的氣流呢？看護、父母、有同理心的人，如何維護自己的能量流？杰森的故事是維護氣流的好案例。

杰森來工作室的時候被工作壓迫得身心俱疲，更糟的是，他對生活都提不起勁。他是大學教授，樂於身兼老師和益友的角色；但他為學生付出太多，覺得自己快被榨乾了。他的身體有病痛，膝蓋、肩膀、脖子疼到每天晚上都睡不好。

在上第三次課的時候，已經疏通了很大的範圍，他有種極不尋常的感受：能量像瀑布一樣在他的體內從上往下流。這股能量非常具體且強烈，連腳底都感覺發癢。他的身體不再疼痛，精神無比振奮，他覺得歡喜和強壯。我們又一起努力了五個禮拜，然後休息一陣子。三個禮拜後我們再度見面，看得出來杰森仍保持了很多好的成效，但又出現喪氣和疲倦的感覺。我們探討他負面感覺重現的原因，這才發現他的工作環境是壓迫式的威權氛圍，慢慢封閉了他的能量流。

為了重新建立杰森內心的平靜，其中一個簡單步驟是，回憶那股幫助過他又令他發癢的氣流。杰森冥想、感恩、祈禱，過健康的生活、吃好食物和運動，在工作之外尋求支援團體，這些使他進一步避開毀滅性的能量。

細胞療法使杰森和正面能量流的連結不至於中斷；維護能量、建立自行連結的信心，對於持續的健康極為重要。

* * *

防止負面能量妨礙健康或療癒狀態的方法有數百種，例如戴護身符或說咒語，我大概全都試過了！結果是一次又一次的失望，希望破滅，灰心喪志，這讓我發現，只有和大自然、源頭、上帝、宇宙——隨便你怎麼稱呼——相連結，才有真正的安定和護佑。我們往往只注意到令人難過的人或事，把寶貴的生命能量耗費在負面的泥淖中掙扎。每個人都會遇到困難，度過難關向前走，重新擁抱心靈，使維繫生命的氣流源源不絕。和自身的靈魂印記相連結，才能獲得療癒。

和自身的靈魂印記相連結，才能獲得療癒。

5

全新看待能量中心

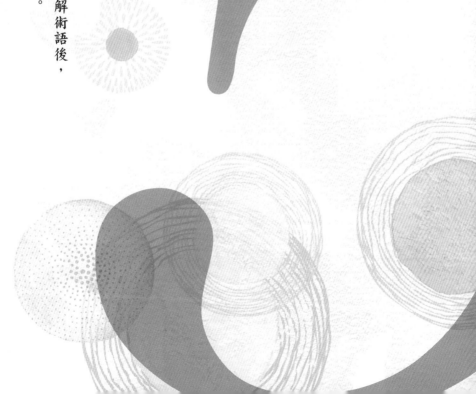

每次上療癒課，講師簡單講解術語後，就會敘述傳統的七「脈輪」。

有些學派認為有十二脈輪，這些能量中心沿著脊椎排成一列，各有各的顏色、象徵、由來、淨化方法。似乎只要把能量中心搞定，每個人就可以獲得健康。幾年前，我認真學習這套系統，然後淨化、疏通、重建能量中心，讓它們閃耀著該有的色彩。我的病患有些覺得如獲新生，有些人則沒感覺，很多人甚至病倒了。

由另類觀點看能量中心

我的病患中，有些對處理能量中心的傳統方法有負面反應，促使我找尋新的看待方式。最後我改變方法，不再把某振動頻率或某色彩硬生生分配給某個能量中心。能量中心本身已存在著自然的色調或顏色，我用觀看、感受、傾聽的方式找出來。若色調受到阻擋，我便清除障礙，讓剛剛疏通的空間充滿原本的色彩。這種方式是靈魂印記練習法的另一種運用。

有那麼幾天，我自己的能量中心會全部閃著銀光；有些日子，則會是不同顏色排成一列。若是缺少能量或顏色混濁，我會專注於療癒的淨化階段，接著做氣流練習。

在氣流階段，我靜坐深深冥想，相信這樣狀態下的平衡能量會填補淨化過的能量中心；若有必要，我也會尋求訊息和神的指引。我的腦海中也許盡是一種明亮色彩，此時會有一股平靜的感覺撫過全身，或是一陣顫動沿著脊椎直下——這些都是能量中心再度充實的訊號。改用此方法來處理能量中心，效果比運用制式色彩好得多。

＊　＊　＊

‖ 觀看、感受、傾聽本身已存在於能量中心的自然色調或顏色。‖

有位病患的療癒歷程使我領悟到，病患的需求才是重點，而不是能量中心應該是什麼模樣。麥克一心想成為榮格分析師，卻因為一次又一次的病毒感染而病倒，根本沒辦法參加職訓，傳統醫學也沒有效，於是他開始尋求另類療法。營養補給品不是讓他胃痛，就是沒有效果；針灸有幫助，但效果不持久；找我幫忙是他的最後一條路。

我們第一次上課的結果很令人灰心，麥克離開工作室後，我針對他的情況冥想良久，祈求指引讓我具備能派上用場的洞察力。我在獨自冥想時，通常會伴隨著充滿躍動的紫色，填滿我的心靈之眼；但在為麥克祈禱時，我的內在感受卻閃耀著銀色光點，彷佛新英格蘭州冬夜的星辰。

問題不在於麥克的能量中心，在他脊椎上下流動的色彩。我的內在視覺看到麥克脊椎上方有根銀柱，從頸部一路延伸到薦椎，是種活潑又閃亮的色彩。古印度和佛教經文中提到過這種柱體、管道，稱之為中脈。在這些經文中，能量中心被形容成色彩繽紛的光輪——每個「脈輪」都連結著中心柱體，也連結著兩邊平行的「能量脈」。

我們用銀色來上課，對麥克產生了驚人的效果，當我支持他的能量脈和中脈呈現這種顏色時，他似乎鬆了「一口銀氣」。他的身體迅速由感染狀態復原，不再對周遭每種小過敏原出現反應。麥克學到在冥想時觀想銀色，他的力氣不斷增強。等他的狀況穩定下來後，我們試著要他觀想在第一個能量中心摻點紅色以加強精力，在第三個能量中心抹些金色以強化自我的感受，在頭冠加點紫色以增強冥想。他一直把銀色奉為主色，此後重拾健康，具備專業水準，過著充實的生活。

由傳統觀點看能量中心

下頁的表2為能量中心的標準位置、顏色、意義之普遍說法。

深呼吸，讓內在的注意力靠近脊椎。

表2

能量中心	位置	顏色	意義
第一脈輪	脊椎底部	紅色	維持身體的重大能量
第二脈輪	肚臍	橙色	強烈的意志力
第三脈輪	橫隔膜	金色	慈愛
第四脈輪	心臟	綠色	活力
第五脈輪	喉嚨	藍色	生理健康
第六脈輪	兩眼中間	青色	洞察和透視（內在視覺）
第七脈輪	頭頂	紫色	與神連結

療癒步驟

- 觀想第一脈輪充滿紅色能量，自問：覺得這個顏色舒服嗎？選這個顏色能讓我的身體自然放鬆嗎？觀想這個顏色會令我精神振奮嗎？如果以上的答案都是肯定，便往上處理下一個脈輪和顏色，問同樣的問題。
- 如果觀想表2的傳統顏色對你沒有意義，則試著決定自己的核心色：深呼吸，讓內在的注意力靠近脊椎，你會直覺感受到某種顏色和自我的內在核心起共鳴嗎？如果有，用想像力把這個顏色送到各個能量中心，從第一個開始，慢慢向上到第七個。用測試傳統顏色的同樣問題（同上），測試自己潛在的核心色。
- 不是視覺導向的人可以運用振動頻率，如此可不受限於電磁波光譜。舉個例子，你的內在核心可能聽到一種聲音或音調而發出共鳴，因此你能用吟唱的方式排列、平衡你的能量中心。

• 如果你比較容易感應動覺，在能量中心可以感應到的觸動，可能是達到平衡最輕鬆也最有力的方法。

繼續探索，相信你自己會發掘新的一面，在應付日常生活難題時，會找到平衡和諧的新方法。

細胞簡介

生物學的基本原則之一，也是我們在學校都學過的原則：生物都是由微小細胞所組成，只有用顯微鏡才看得到。

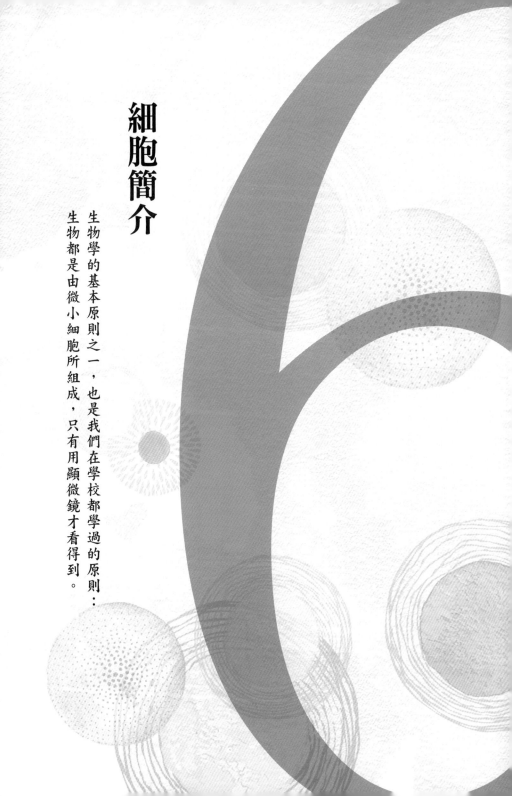

我們也學過，卵子和精子結合後即以指數倍數繁殖——二、四、八，直到成為一大群細胞，散發出能發育成完整身軀的潛力，有肝臟、有眼睛、有大腳趾、有赭色捲髮的完整身軀。

鮭魚的細胞、拉布拉多犬的細胞、壯碩麋鹿的細胞、你的身體細胞，長得幾乎都是一個樣子。沒錯，都一樣，書中的細胞照片全是魚類的，多數是鮭魚細胞，只有一張例外。細胞的內部結構，連受過訓練的電子顯微鏡專家都分辨不出是來自哪個物種。魚類有些結構是成人所沒有的，例如鰓、鰭、鱗、鮮艷的真皮細胞等等。雖然這些細胞從某個層次看來有所不同，但都具有能使所有細胞活下去的亞細胞。談起激發力量、行動、訊息、溝通的細胞內部構造，我們需要有個範本以便想像自己細胞的模樣。不用擔心，我們可以運用這些魚細胞影像。

各個物種的細胞結構類似，更加證明了我們和大自然是一體的，我們的內在是一體的——身心靈結合的強大力量有益於健康和療癒。從現實的角度來看，所有生物為一體的領悟，有助於自我療癒。有趣的是，我們也能運用相同的能量意識來治療其他生物，因為它們的生態形式和我們類似。

這些年來，有很多主人帶著貓狗來找我。有隻漂亮的狗叫「狼狼」，是牧羊犬和狼的混種，牠的兩個心室之間有個洞，聽得到嚴重的心臟雜音。狼狼的預後並不樂觀，可能需要安樂死。伊蓮開著她的福斯車載牠來看我，牠不太理人，我還得爬進汽車後座坐在牠身邊。我開始和狼狼講話，保證我會幫助牠。狼狼懷著戒心看著我，牠讓我把手放在牠的胸口，以便把療癒能量送進牠的心臟，過了八分鐘左右，牠低嗥了一聲，我知道該告個段落了。

各個物種的細胞結構類似，
更加證明了我們和大自然是一體的。

伊蓮一個禮拜帶著狼狼來一次，幾個禮拜後，牠肯搖搖尾巴表示歡迎、舔我的臉，願意接受治療的時間也愈來愈長。只要牠覺得夠了，就會發出那聲低嗥。經過一個月的療程，伊蓮帶著狼狼去看獸醫，牠的心跳正常，沒有受損跡象，醫生大吃一驚。狼狼和主人過了一段很長的幸福日子，牠讓我知道，細胞療法可以用來幫助人類忠實的朋友和其他寵物。

從我們細胞的最微小部分，一個美麗多元的世界正在銀河系的某分支處、宇宙中某個神奇經緯度之處，即是這個奇特的星球上展現。在組織、功能、意識的深層次中，我們分享一體的神秘。雖然我們無法解釋，但體認和感受生物的一體，能讓我們超越自己，為家族、團體、世界擁抱療癒。

從細胞層次進行遠距靈療

從語音留言中聽到泰瑞莎擔心的聲音，她的英語說得既急促又簡短，帶著加拿大人的輕快口音和外國腔。我們互通了幾次訊息，內容都差不多，最後總算進行面對面的接觸。泰瑞莎的媽媽（或姆媽）住在牙買加，她無法走到附近的教堂作早晨彌撒——她就是走不到，也沒有人知道原因。這麼重要的事都做不到，姆媽覺得生命已經沒有意義。

泰瑞莎的哥哥烏米和姆媽住在同一個屋簷下，他患有糖尿病，腳部開始出現循環不良的毛病。

大家安排好時間，讓我打電話給泰瑞莎在牙買加的家人。電話響了三聲，烏米來接聽。他會說一點點英語，好像沒有人在家，我聽到後院公雞啼叫的聲音。烏米和我互相問好了十來次，我簡單說了「再見」後才掛電話。

我認為能幫助姆媽和烏米的方法只有一個：進入深度的療癒冥想，祈禱不要花費口舌就能連結上這兩位可愛的人士。這種「遠距靈療」在細胞層次上的力量和效果都很驚人。

我和姆媽連結時全身疲憊，我等待指引讓我找到集中療癒能量的部位。

「遠距靈療」在細胞層次上的力量和效果十分驚人。

一波又一波的疲勞使我愈沉愈深，我終於覺得自己身處在姆媽體內的細胞裡。如果用燈泡瓦數來比喻細胞所含的能量，姆媽是十五瓦的燈泡，而一百瓦才算正常。我使出最強的細胞療癒結合力與她連結，並傳送了兩股能量：第一股增加了她的「瓦數」，第二股開始改變她體內的資訊以維持靈療效果。姆媽的氣流並不怎麼阻塞，但能量場顯然沒有氣流。

烏米也因為疲勞而訴苦，不過他的情況和母親不同，他的病症明確並有服用糖尿病的藥物。我深入治療狀態時，只專注於他的胰臟，負責製造胰島素的細胞似乎受損，一股強烈的能量從我的身體越過四千哩傳送給烏米──連電話都省了！

一週後泰瑞莎打電話來，她說母親上週已經能走到教堂兩次，並且希望能變得更有氣力。烏米的血糖值穩定下來了，他覺得精神比較好，也比較有希望。

接下來的六個月裡，每五、六個禮拜我就傳送一次遠距細胞靈療給姆媽和烏米。姆媽的精力愈來愈旺盛，開始每天早上走路到教堂。我喜歡想像她在清晨散步的模樣，輕柔的陽光灑在她背上，吸進的每一口濕潤空氣都含著熱帶花朵的芬芳。

最後，烏米已不再需要服用糖尿病藥物了。

細胞是生命的基本單位

細胞是生理生命的基礎，一群細胞形成組織，類似的組織結合起來便形成器官。器官健康與否，要靠基層的細胞。

分開來看，細胞很渺小：一個圖釘尖容得下一萬個細胞。若是把你的細胞像星河一樣散佈開來，在天體中佔據的空間會比獵戶座星系大上一千倍。每個細胞裡又有數兆個分子，分子又是由數兆個原子所組成。星星和星星之間蘊藏著巨大的能量，原子裡的極小奈米空間中，原子和能量結合不斷創造新生命。你的細胞裡有小小世界的構造，能量和物質能在極短暫的時間點——奈米秒或微微秒之內互相協調。當在這樣的速度中產生某事時，細胞會進入某種量子本質——不再呈線型，也無法預知下一步；細胞是平常和不平常現實的介面，此時的潛能，我們連了解或研發的能力都沒有。

幸好我們不需要一一記住這些瑣碎的步驟，然而我們可以用意識發揮影響力。傳統研究已經證實，負面思考、壓力、毒素對免疫系統和腦部細胞都有害。科學開始提出證據，冥想之類的靈修有益於正面思考。擁抱正面氣流的療癒力量即能增進健康和幸福。

詩人魯米在幾百年前以文字形容身體與靈魂連結的神秘：「靈魂，流動的河水。身軀，河床。」細胞療法出現在靈魂與身軀的界面。

要了解細胞的五個成份，才能啟動自我的修護和療癒能力。這些部分的科學名稱正巧隱藏著本身功能的玄機，個個具備關鍵性和界定的功能，如表3和九十九頁圖片所示。

> 靈魂，流動的河水。身軀，河床。
>
> ——魯米

表 3

細胞成份	構造	功能
細胞膜	複雜的細胞邊緣，附有感受器	**溝通：**協助規畫細胞活動，只讓特定物質進出細胞，維持細胞完整結構
奈米管（傳輸蛋白質）	細胞膜的超小延伸，能觸及旁邊的細胞	**溝通：**利用生化包在細胞之間傳遞訊息
細胞核	細胞裡被膜覆蓋的球體，內含 DNA——身體所有需求的指導手冊	**訊息：**保存「生命密碼」，為細胞的生產功能製造樣板，以此規畫細胞活動
內質網	細胞內的特殊長形薄膜層	**行動：**負責結構蛋白質和酵素蛋白質的最後生產步驟
粒線體	細胞內的微小發電所，覆蓋著兩層薄膜，膜上有自己的小股 DNA，內有克氏循環和腺三磷酸的酵素	**力量：**製造細胞需要的所有能量

活細胞的外觀差別很大，但大多具有類似的基本成份和生物功能。依位置和個別功能不同，動物細胞的形狀有圓形、立方體、柱形、長形、繩形等。每個細胞外覆蓋著「薄膜」，膜上附著感覺受器；這些分子抓住來去自如的荷爾蒙等信息分子，把它們推進細胞以啟動特定的細胞活動。細胞利用這種方式和身體其他部分溝通，視情況調整細胞的生化作用。當然還有其他方式。

「彈性」是動物細胞膜的特點，這樣我們的身體才會柔軟。相形之下，植物由於細胞膜質的加強，所以細胞壁易碎。如果樹木的細胞膜和動物一樣柔軟，就站不直了。只有植物細胞才有細胞壁以保護細胞膜。動物身上的細胞膜可以發送細微脆弱的管子給鄰近細胞，這些管子正式的名稱是「奈米管」。奈米管利用這種溝通方法把分子訊息傳達給鄰居，它們再接著發送奈米管道給附近的細胞。我們的身體生氣蓬勃，並不是一百兆個細胞孤島，而是相互連結的宇宙子民。

細胞膜裡有個複雜又美麗的完整宇宙，宇宙的位置在液狀導體——細胞質裡。細胞質的百分之九十幾是水分，人的想法會影響這種細胞液，然後又影響其他亞細胞的重大生命功能，而我們只能憑空想像效果有多大。江本勝博士的精彩著作確實引人深思——讓我們想想對自己的水環境發出什麼樣的訊息。❶飄浮在細胞質裡的纖維打造了疏鬆的內在骨幹，穩固又可讓氣流通過。

另外有薄膜包覆的細胞核，在細胞裡佔了不小的位置，分佈在核膜上的分子孔洞是大串分子的通道，大串的分子把DNA（脫氧核醣核酸），亦即基因密碼的指令轉變成細胞製造和功能。DNA是細胞的資訊中心。

細胞依照分子傳達的訊息到指定位置集合，製造身體所需的特定物質。這些集合地點在「細胞質」內的細胞核外，此處的「內質網」是薄膜疊成

❶江本勝，《生命的答案，水知道》，長安靜美譯（如何出版社出版，二〇〇二年）。

人的想法會影響這種細胞液，
然後又影響其他亞細胞的重大生命功能。

的長片狀，是細胞的「行動」部分，大量的「核糖體」在內質網的表面旋轉。細胞核發出的分子訊息，在這些位置指導原子一個個連接起來，分子才能排成正確順序，變成蛋白質。蛋白質個個不同，一個變成肌纖維、一個變成雌激素分子、一個變成幫助消化的酵素、一個變成塑造鼻形的蛋白質。

細胞也能輸出產品到血液裡循環，供體內其他部位使用。包裝整齊的囊外各自包有一層膜，囊飄浮到細胞表面，自己找路離開細胞。

要做這麼多事，細胞的能量從哪裡來？食物被消化吸收後進入血液，細胞取走啟動發電站的必需品。橢圓形的發電機非常小，每個細胞裡都有幾百個具備發電功能的「粒線體」。「克氏循環」是由酵素連接成壯觀的複雜鏈，在粒線體內嗡嗡作響，進一步分解食物消化（醣酵解）產生的最終產品——葡萄糖，釋放出能量。碳原子是葡萄糖的基礎，原子之間的連結被截斷就能釋放出能量，儲存起來供日後使用。這股重要的能量不會亂跑，也不會嬉鬧著溜進細胞，而是立刻被另一種酵素（ATPase）吸收，這種酵素像洞穴牆上的蝙蝠一樣，吊掛在粒線體的雙層膜裡面。儲藏妥當的能量留作供細胞產生熱、修補結構、進行合成。

奇怪的是，捕捉和釋放能量的 ATPase 酵素在作用時會旋轉。事實上，無所不在的螺旋狀和每個細胞發出共鳴。最厲害的單筒望遠鏡能看到螺旋狀星河，倍數最高的電子顯微鏡能看到細胞裡的螺旋狀結構順利地運作生命。棲附在內質網上的核酸醣小體排成螺旋狀，製造出身體賴以維生的蛋白質。

DNA包裝在雙重螺旋內，現在我們知道，維護體內所有能量的酵素，在粒線體內作用時也呈螺旋狀。

運用宇宙通行的螺旋原型和細胞基本知識的冥想

以下的冥想能協助各位觀想DNA螺旋體，更深入螺旋原型，使細胞療法能與宇宙能量連結，讓宇宙螺旋體支援、修護並活化你的細胞。

療癒步驟

想像你能觸及螺旋狀星河，握住一串旋轉的星星。把閃閃發光的螺旋狀放進身體，期待宇宙螺旋體和細胞深處的螺旋體產生共鳴。讓無所不在的旋轉支援、修護並活化你的細胞。進一步觀想細胞成份，冥想下列正面說辭：

- **細胞膜**。願我的每個細胞的界限，安全無比又可穿越滲透，能勝任本身的工作，又能與全身溝通無礙。
- **奈米管**。願細胞之間溝通順暢、精確無誤，願能連結身體的所有部位。
- **DNA**。願我的DNA的所有訊息都編成密碼，轉換成強健安康。
- **內質網**。願我身體的所有酵素、結構與健康產生共鳴，使體內的運作達到最佳境界。
- **粒線體**。願我生命的能量順利充分的旋轉，力量恰到好處。

心靈通往細胞之橋

與我同行
走過冥想的旅程
走向細胞，走向深沉的意識

讓這幾頁圖片為你打造一座通往身心靈智慧的橋樑——身心因療癒、天人合一而結合。
你隨時可以回到自己最喜愛的冥想影像。

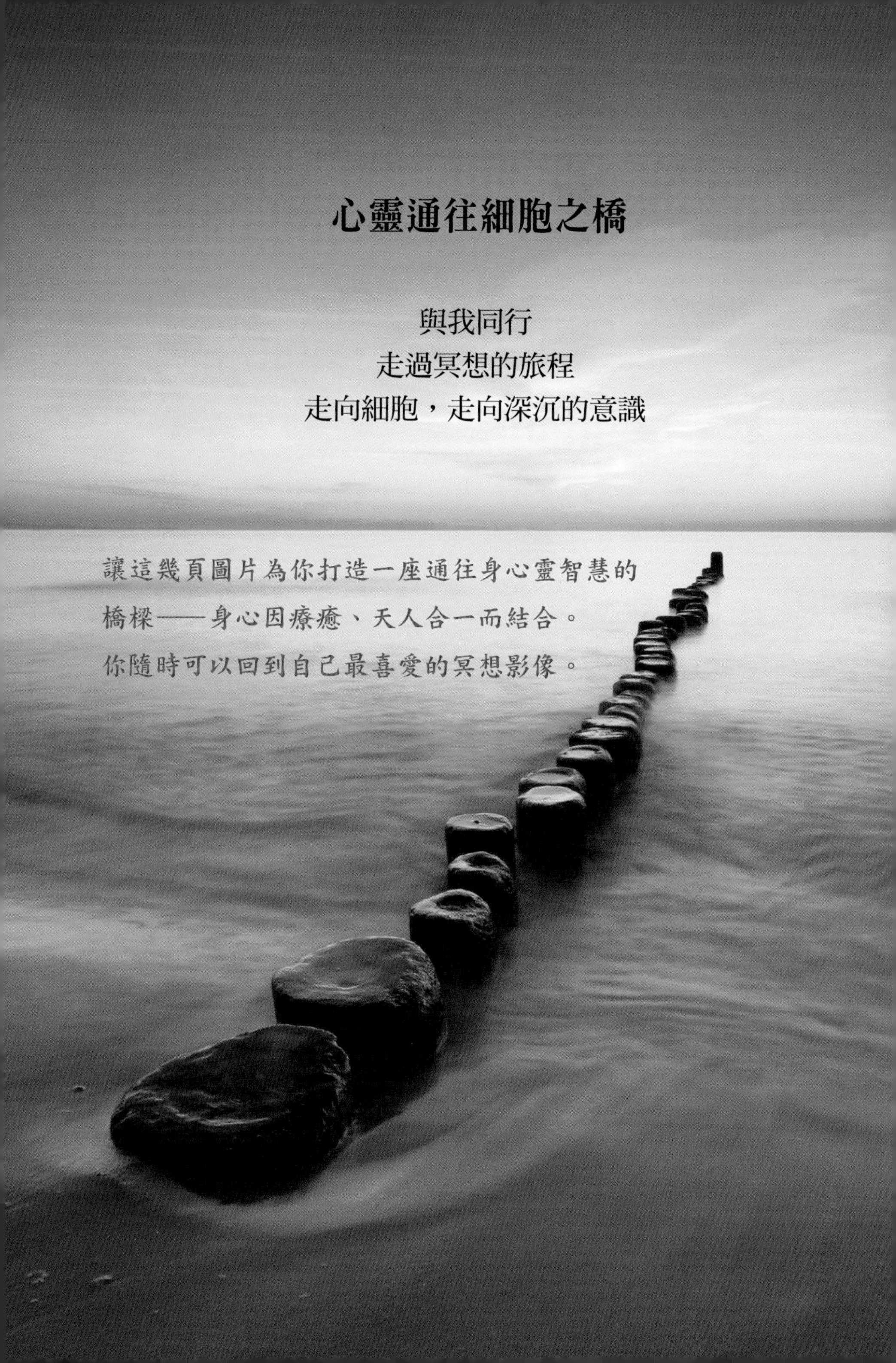

有生命的組織呈不規則狀，
這種模式似乎發自內在，外在的邊緣重複展現出相同的主軸。

大大小小的模式令我們思考：身體天生
具備成長、修護、療癒的特質，真是奇妙。
想想長在森林裡的蕨類，
它們的葉片模式不斷重複。

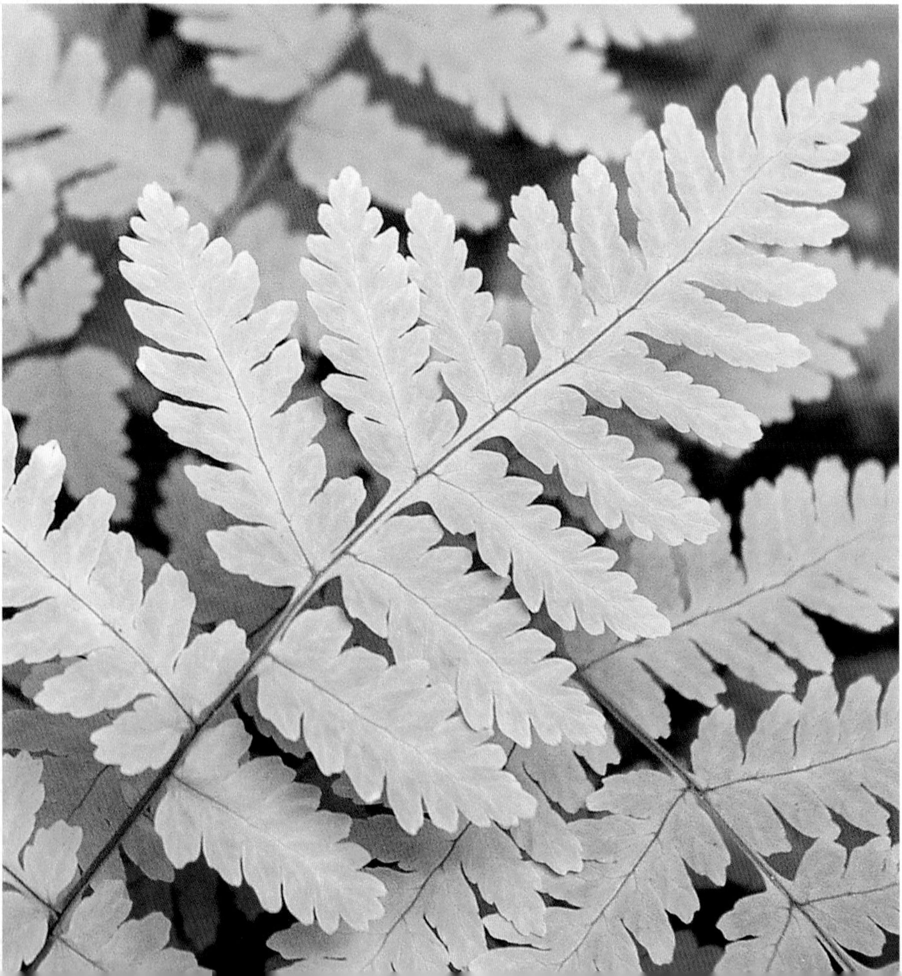

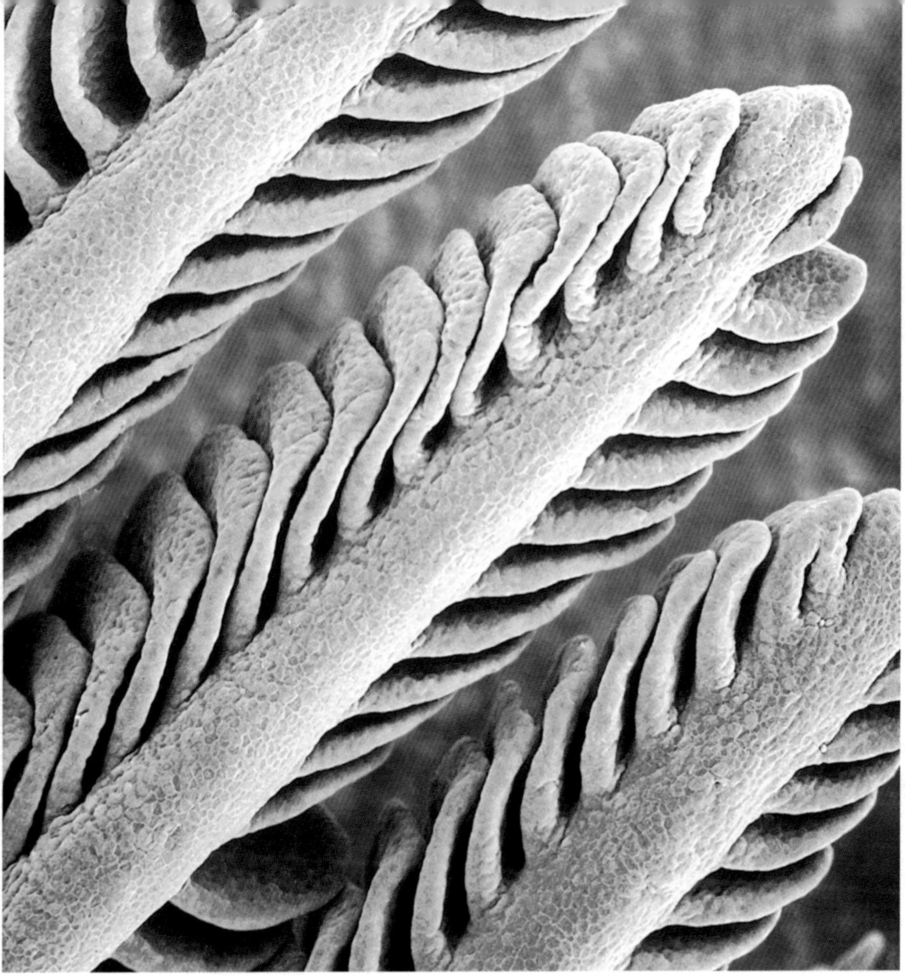

鮭魚鰓的分歧和蕨類的模式類似，
這是透過電子顯微鏡
看到鮭魚鰓的微細構造。

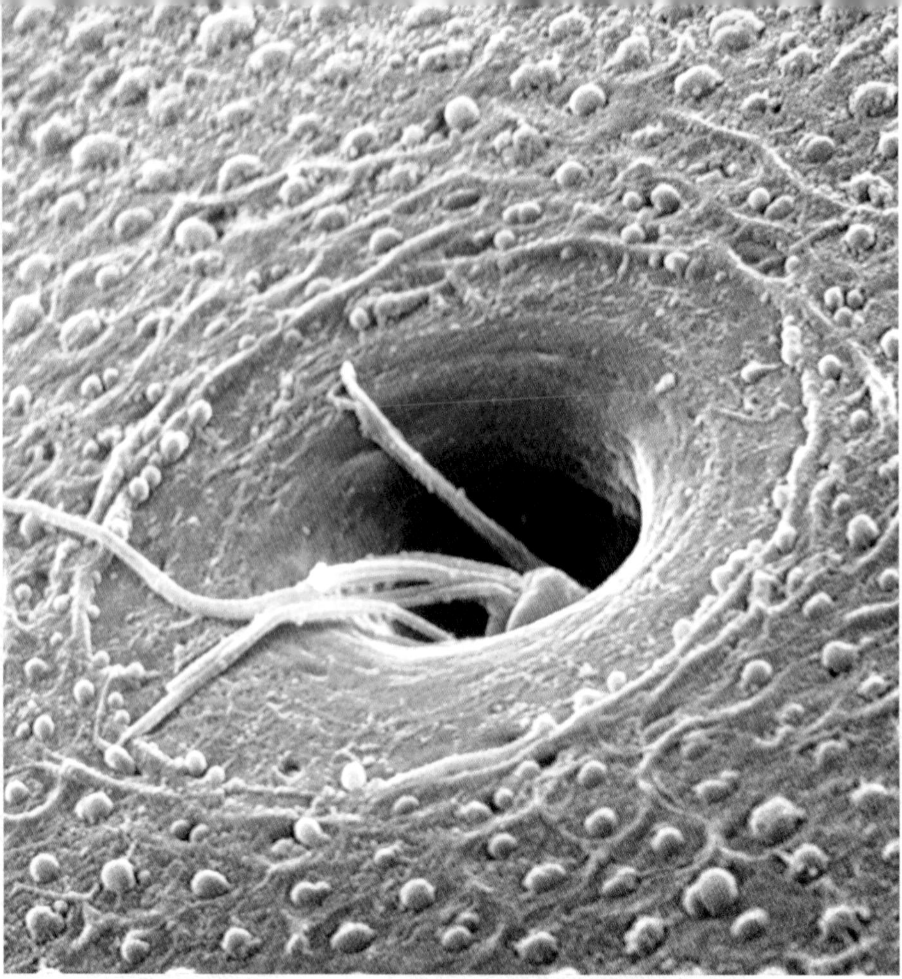

了解細胞

這是卵子受精的電子顯微圖片，
每個人一開始只是一個精子和一個卵子，
再發展成將近一百兆個細胞。
我們各自走向療癒的橋樑，從靈魂延伸至情緒，
然後透過心靈到達一群群的細胞。
下面幾頁會增進各位對細胞的認識。

細胞構造和功能

細胞的構造和功能密不可分，

不同顏色顯示各區域在生理健康方面的功能。

紫色：細胞膜 ＝ 溝通

綠色：內質網 ＝ 行動

粉紅：細胞核 ＝ DNA ＝ 資訊

藍色：粒線體 ＝ 力量

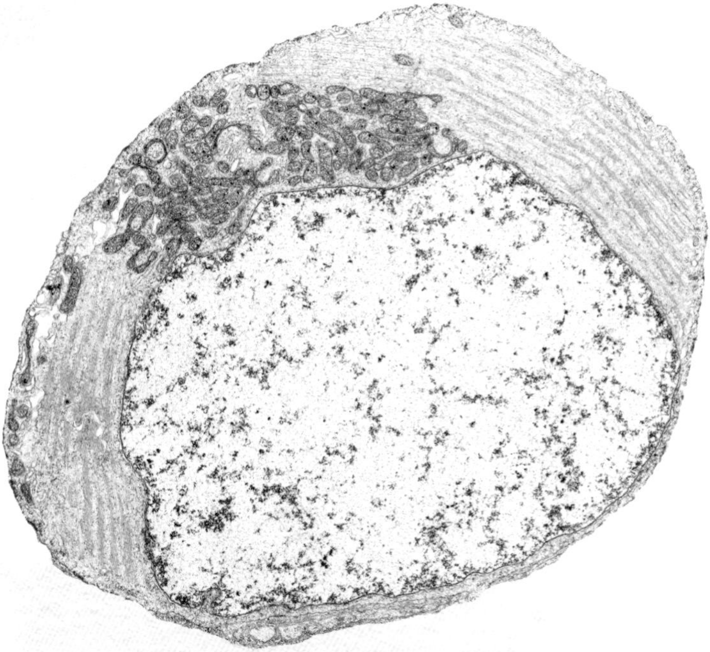

健康和生病細胞的比較

這是一群細胞中的某個細胞內部結構，
注意看健康的細胞有多美、多整齊。

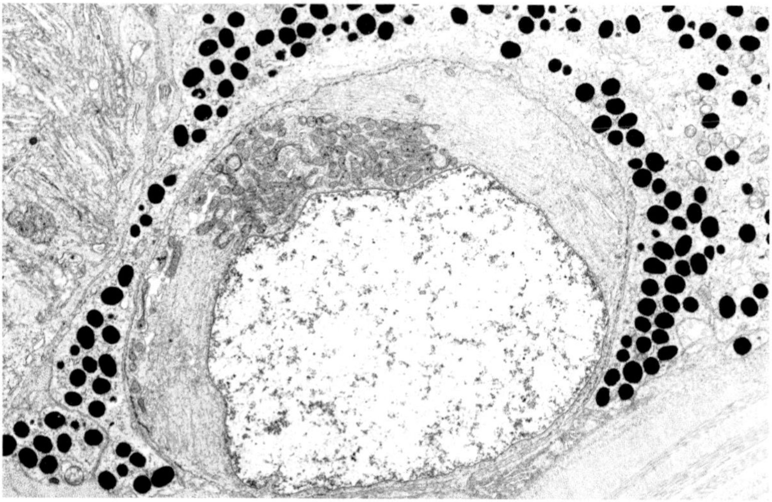

生病細胞因為喪失功能，也喪失了組織整合的能力。
生病細胞即將分化成碎片，重新來過。

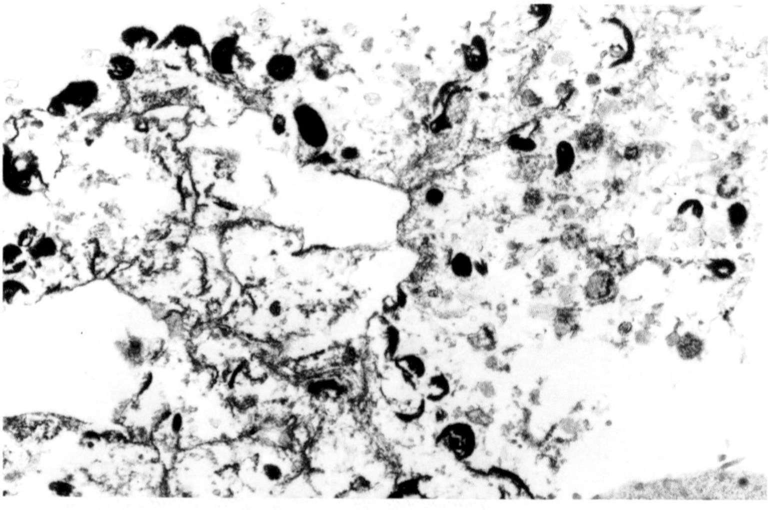

眼睛裡健康的晶體細胞包圍住眼球，
光線能透進來，這樣才看得清楚。

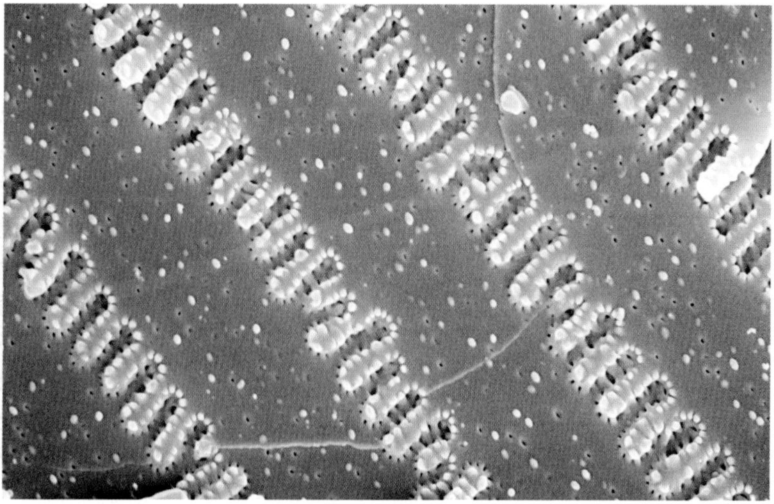

白內障眼睛的晶體細胞結構不再完美，
視力會受損或失明。

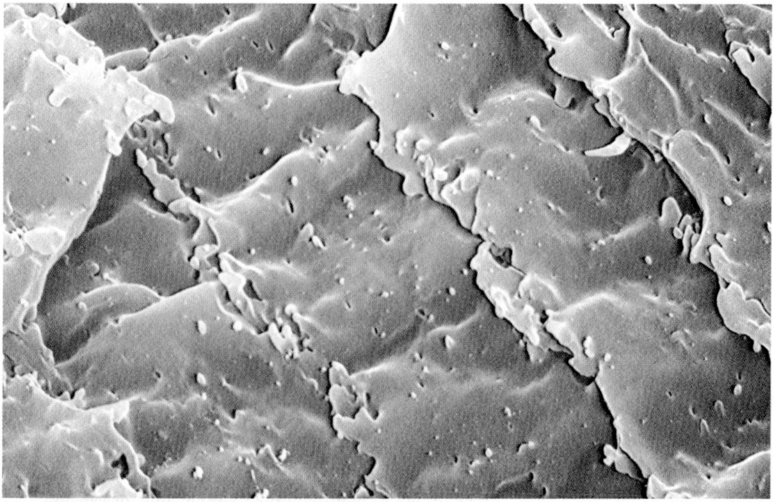

噬菌細胞是「吃細胞」的細胞家族，會清除死細胞的殘骸。
巨噬細胞是噬菌細胞的一種，這是巨噬細胞吃掉受損的結締組織。

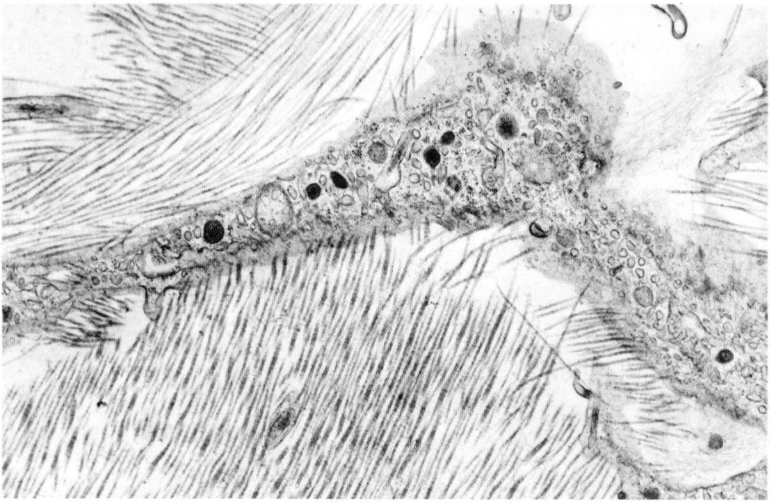

巨噬細胞造出的囊能包住要重新使用的物質，
消化物質，接著給健康細胞再度使用。

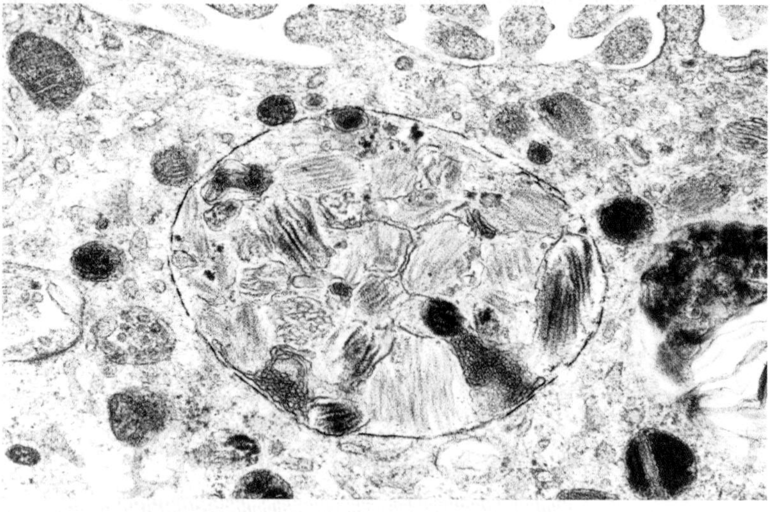

細胞療法之冥想

願細胞重生之輪迴

與我最佳狀況相互平衡，毫無差池。

願一切酵素、蛋白質、荷爾蒙之產生

與我身最健康狀態相互回應，完美無缺。

願垂死細胞快速重生

我召喚噬菌細胞發揮最大工作效率。

願能找出並清除細菌、毒素、病毒的細胞能反應機靈

我的免疫系統全力為其後盾。

願細胞內外

負責維護健康的所有組織

具備能量，表現優異。

以下六頁請各位享受療癒的插曲，

你可以運用這些影像清淨心靈，變得平靜，安全安住在當下。

讓字句輕輕進入腦海，告訴心靈，開始療癒細胞。

療癒以創造之姿出現

細胞一個又一個

閃爍發光

穿梭於分子之間

激蕩起水的生命

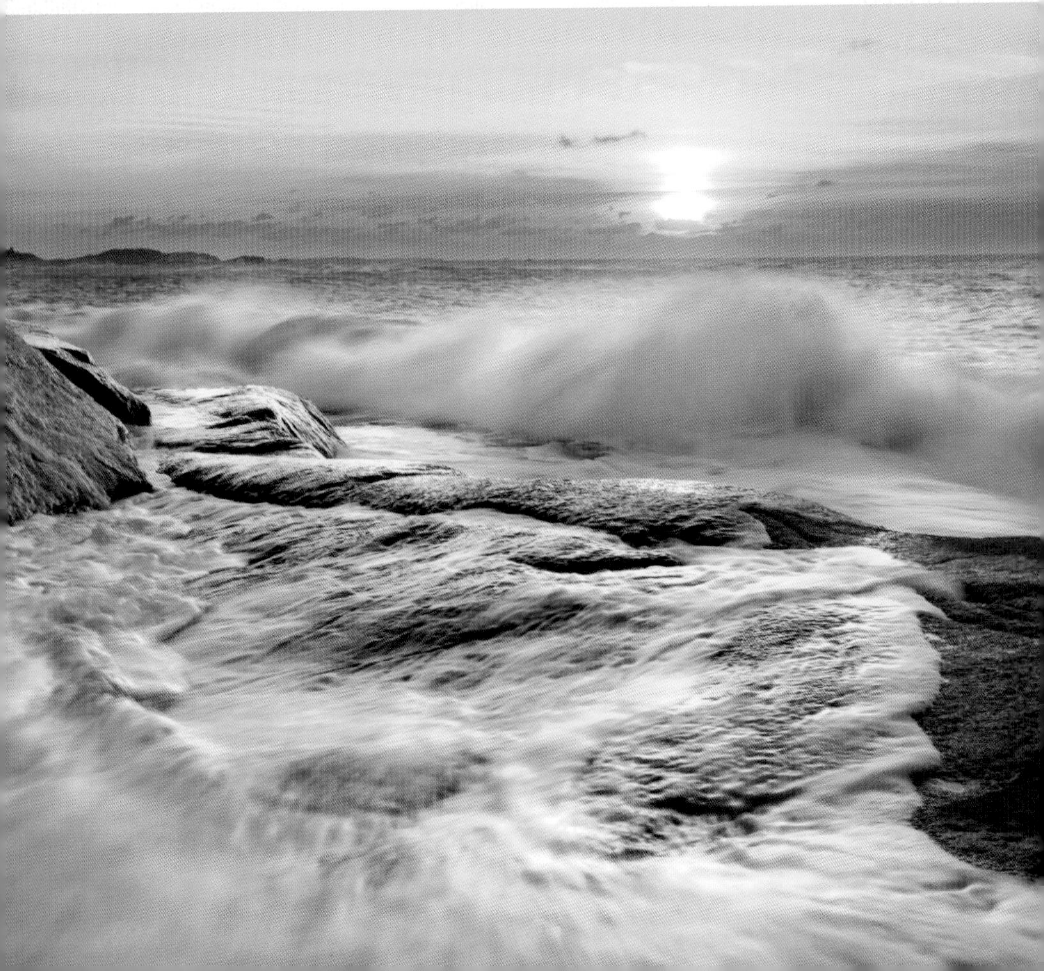

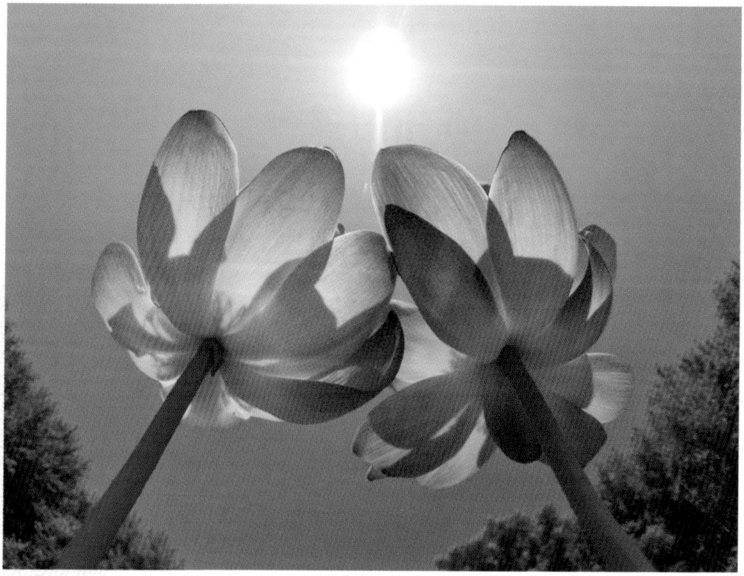

呼吸，將生命吸進細胞，

想像自己迎向療癒能量，如同一朵向陽開放的蓮花。

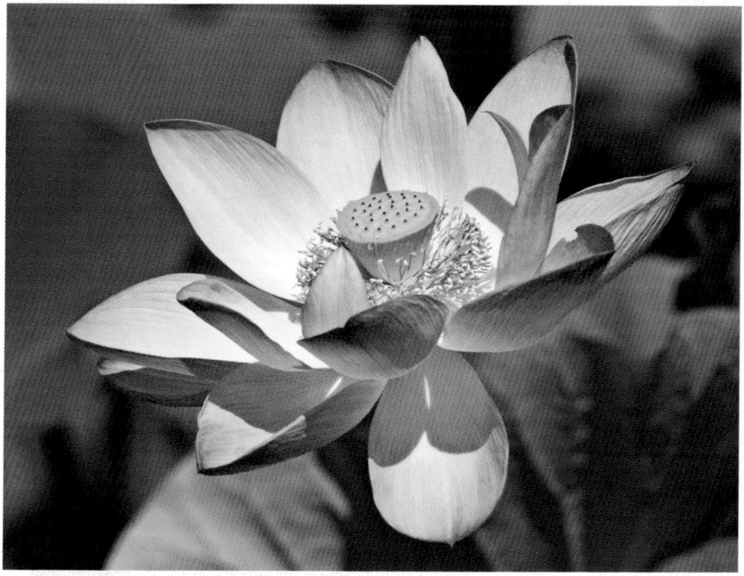

感知的練習

觀察細胞。

看見創造的力量。

看見天意的安排。

看見無比的智慧。

看見一切的中心。

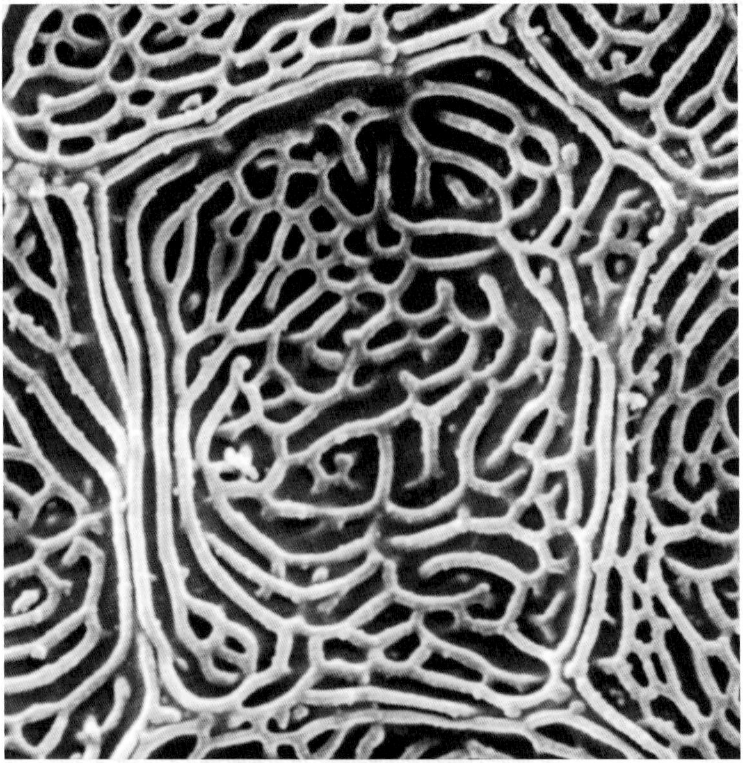

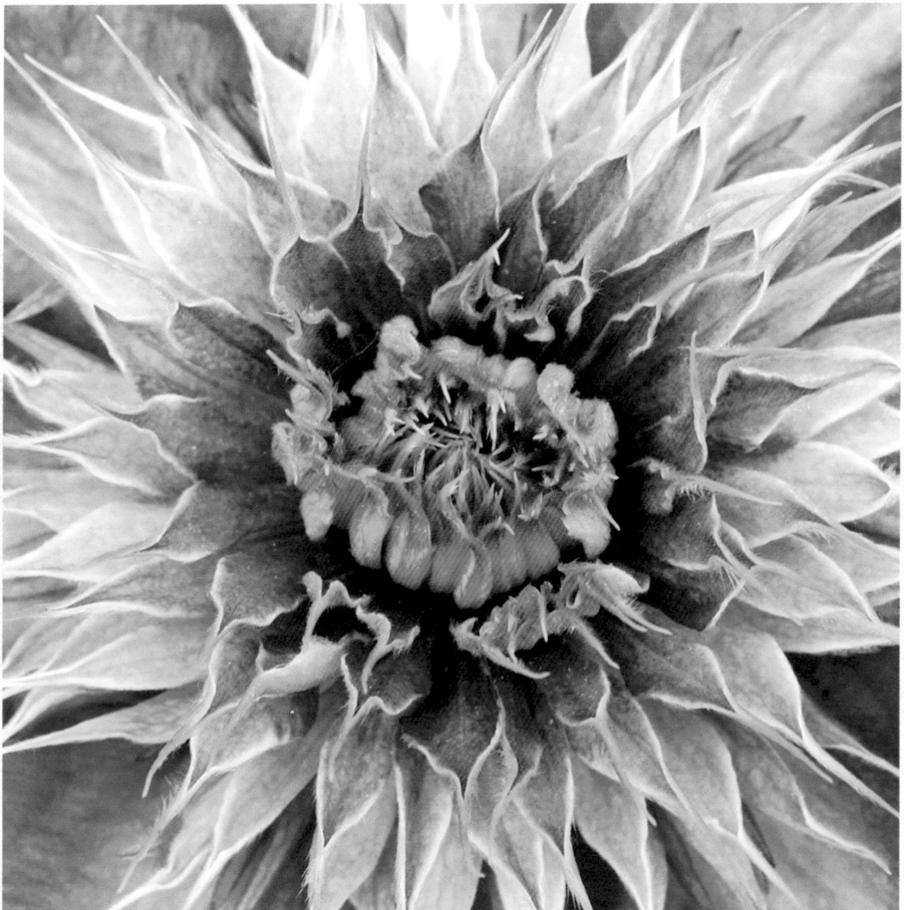

看著一朵花

看見天意的安排

注視一座山
看見創造的力量

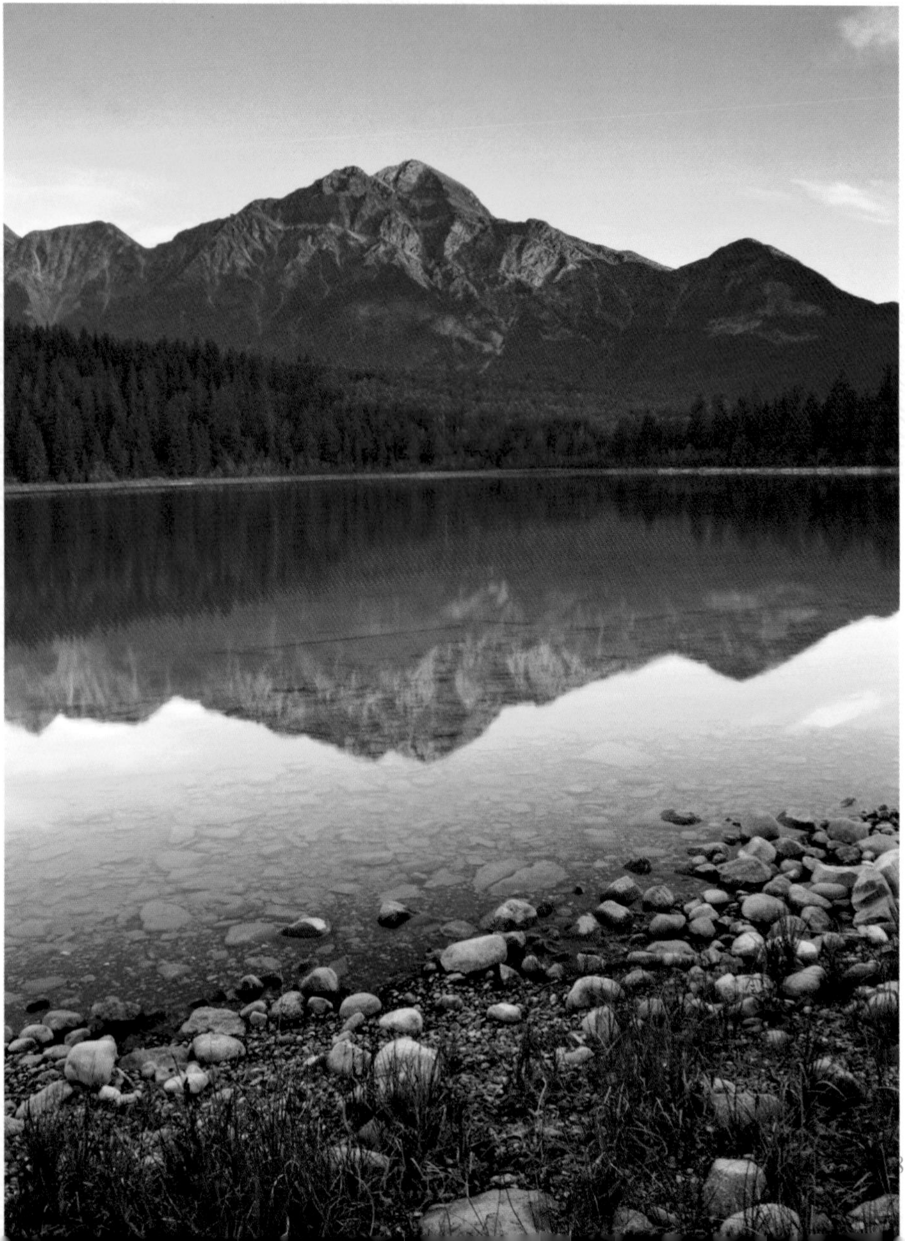

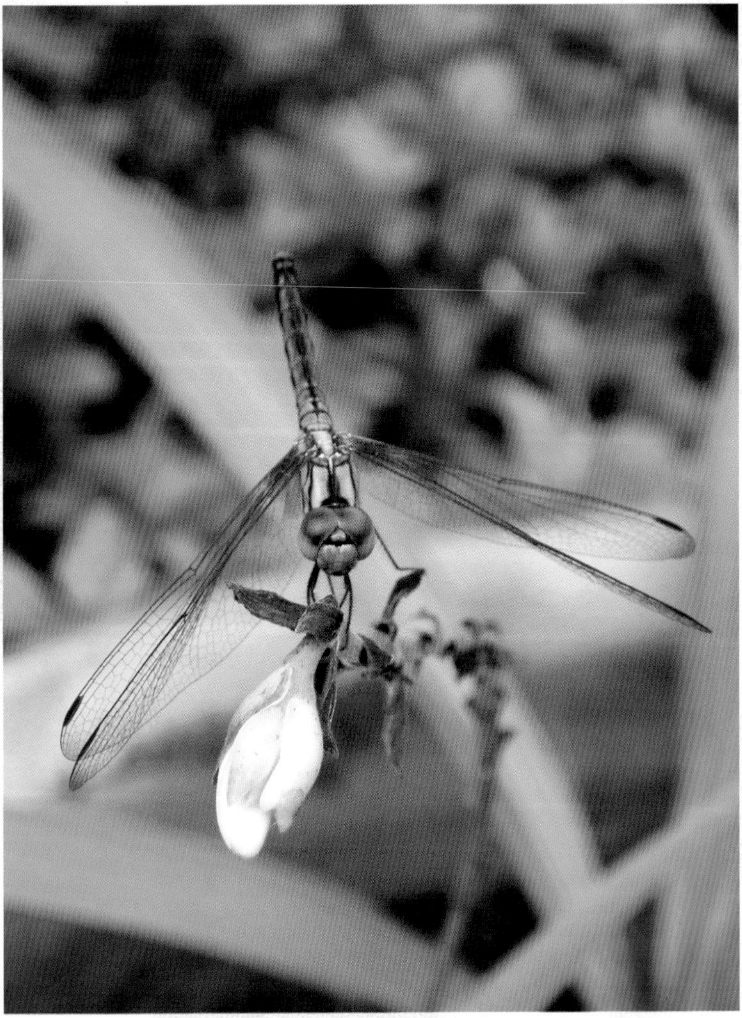

想想蜻蜓飛

看見無比的智慧

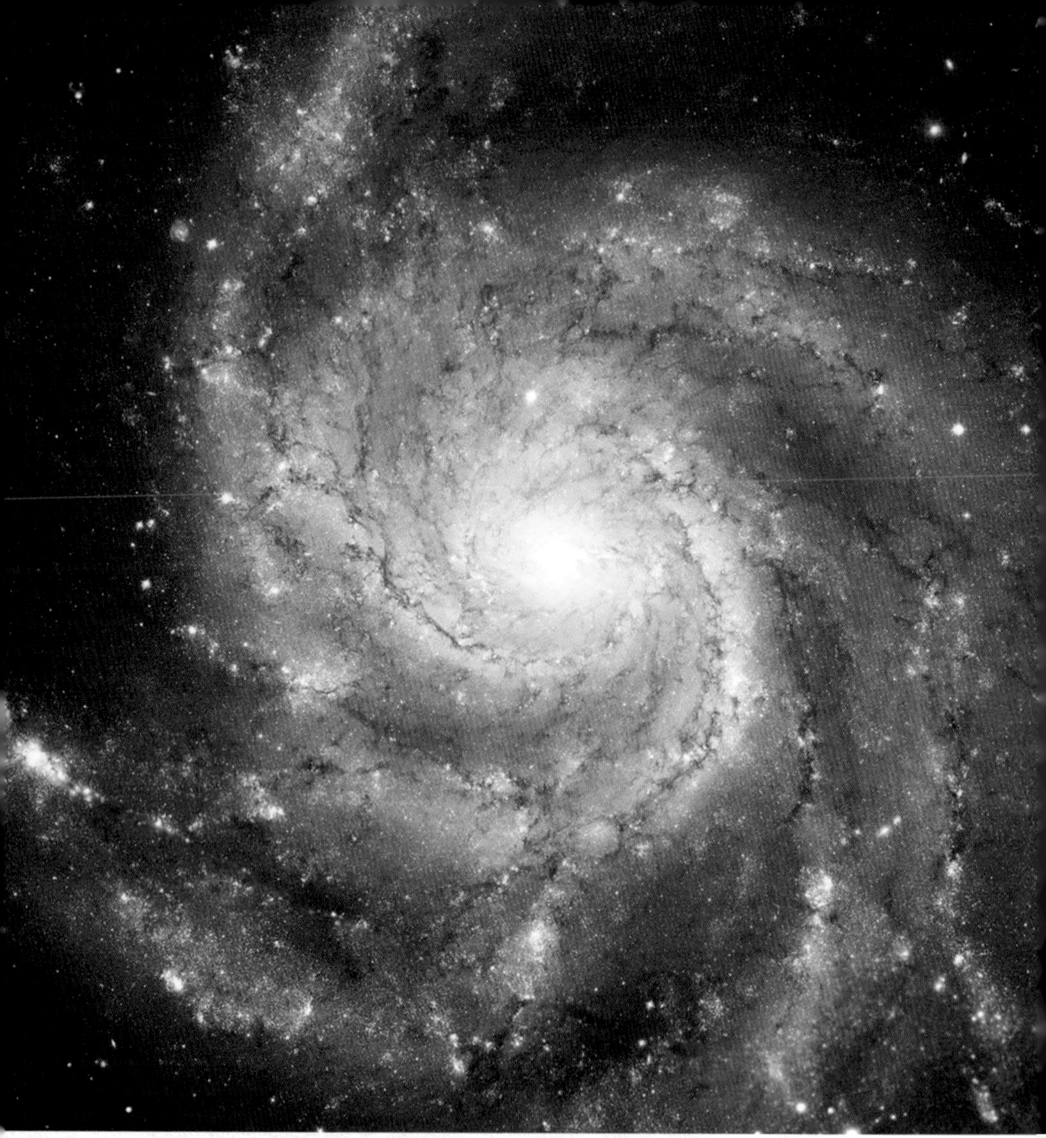

宇宙是神秘的。宇宙不斷創造。
宇宙動態地平衡氣流和組織。
宇宙是有活力的——不斷更新和重複自我。

生命和宇宙一樣神秘、

一樣有創造力、一樣動態的平衡、一樣有活力。

歇息片刻，享受生命宇宙的特質。

今天你的療癒後盾來自哪一項宇宙特質？

也許某銀河系的神秘尚未揭開……

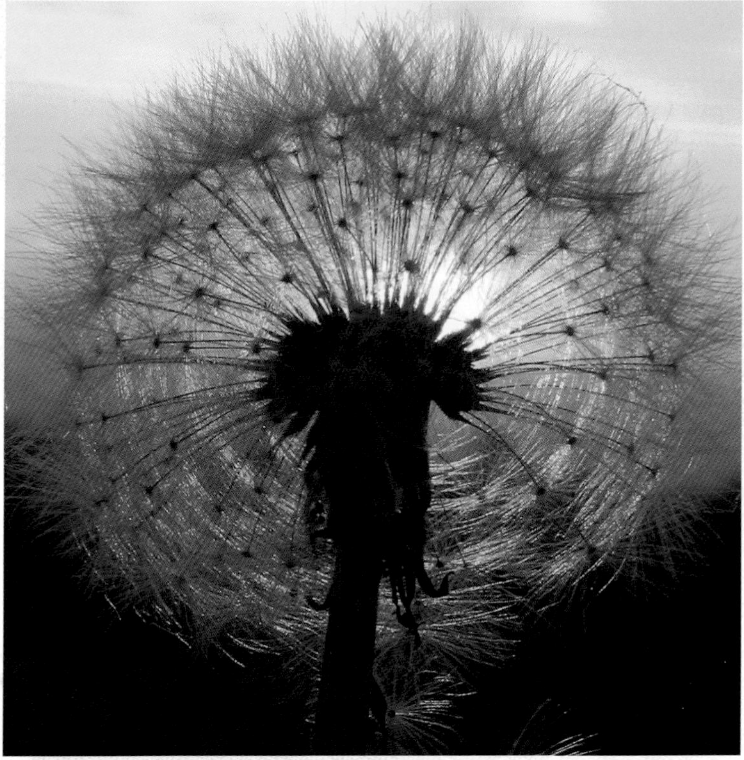

種子的創造力即將爆發……

景色變化的動態平衡……

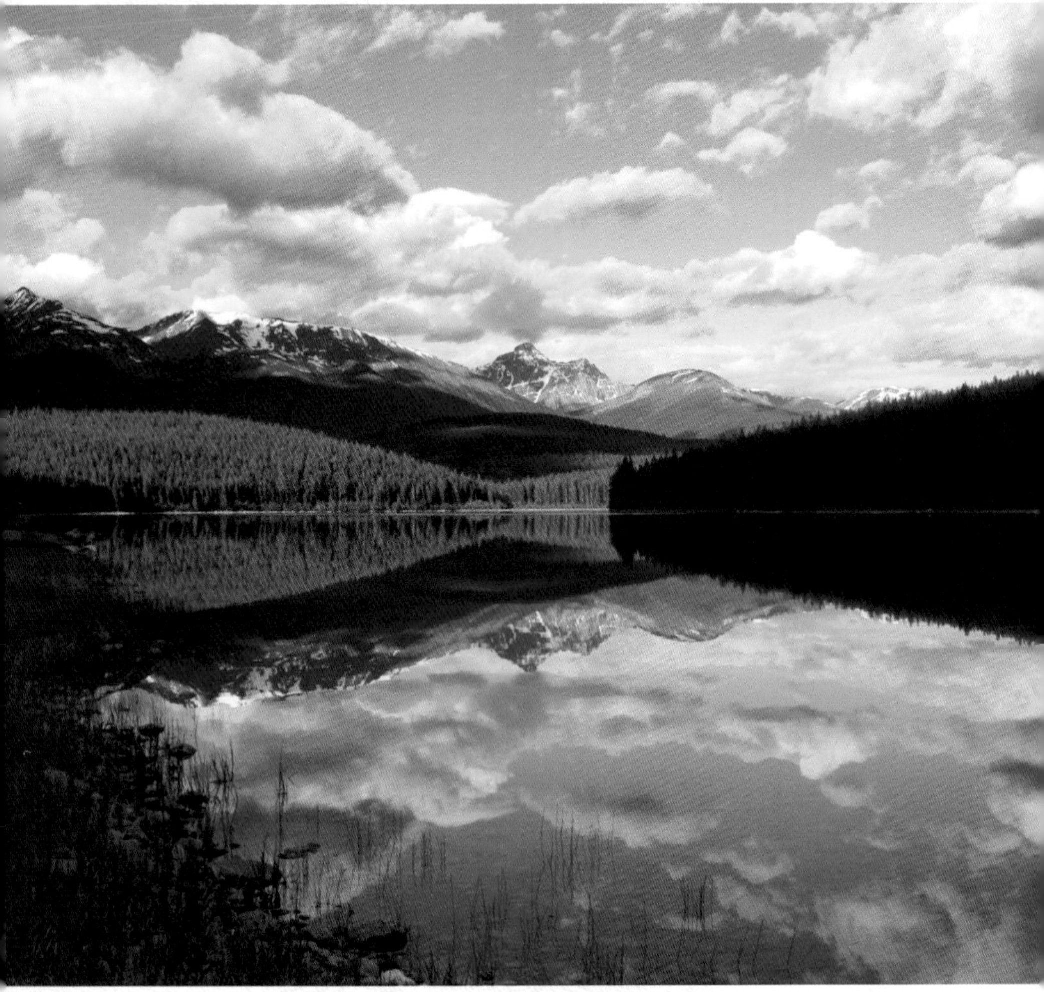

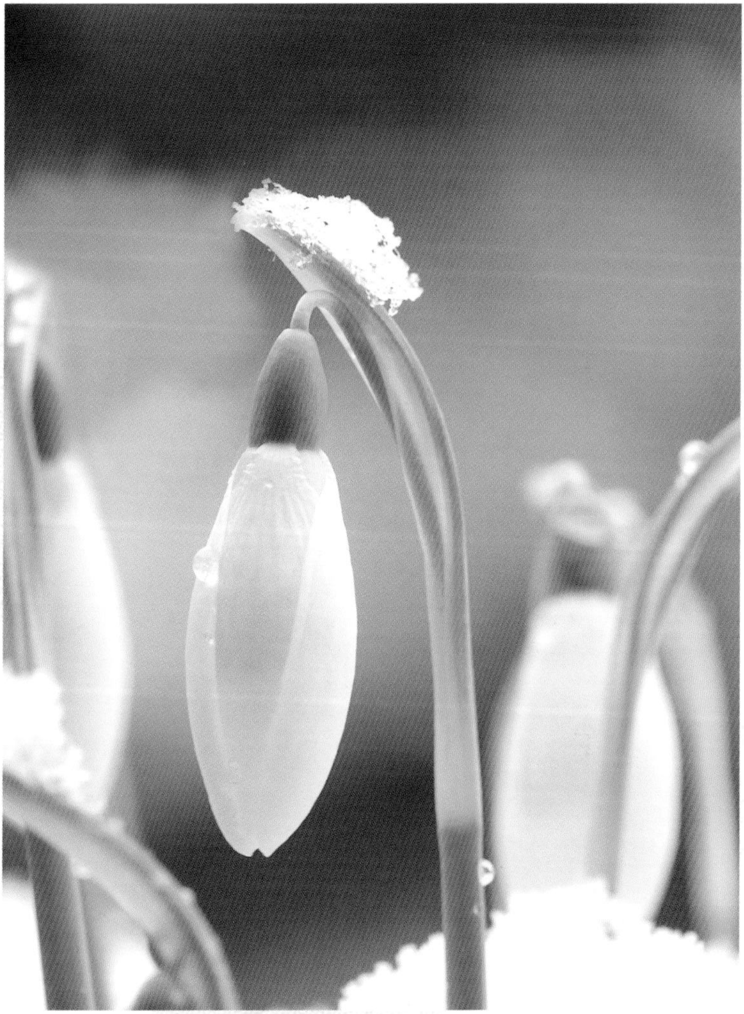

花朵在雪中盛開的活力狀態

釋放情緒障礙

以下兩張圖片，第一張是雲層覆蓋貝克山的影像，
象徵沒有抒發的情緒——也許是自己的，
或是將心比心吸收別人的情緒。

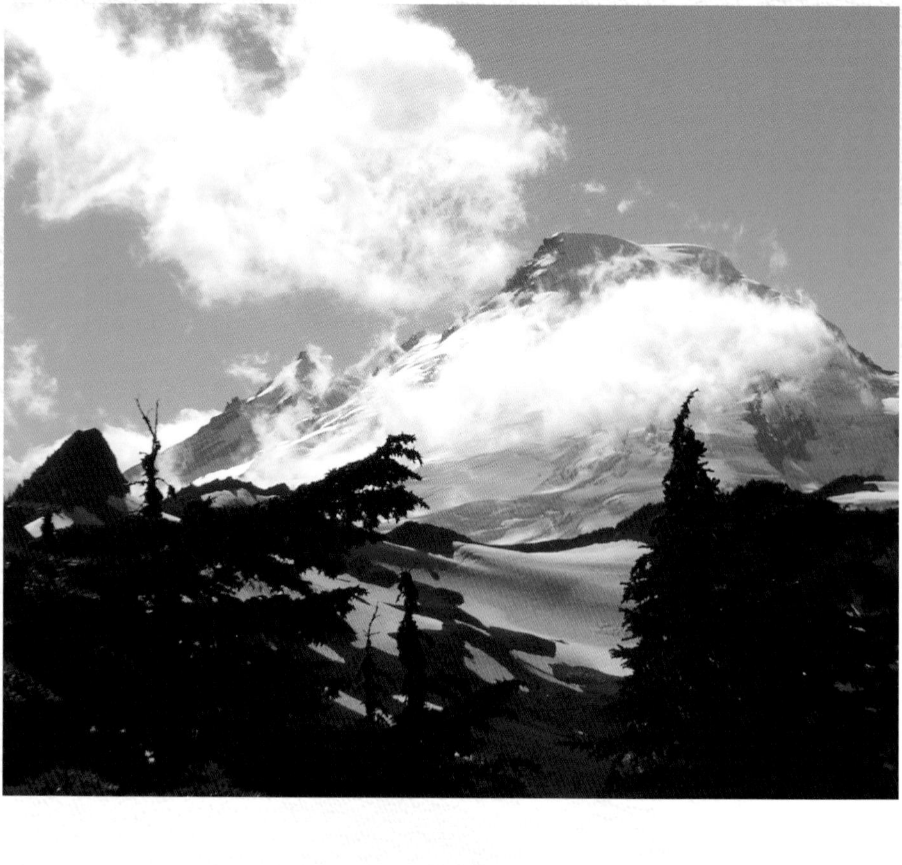

讓滯礙的情緒飄向天際轉化，

如同雲層飄離山脈一般。

繼續專心，釋放出你想釋放的情緒。

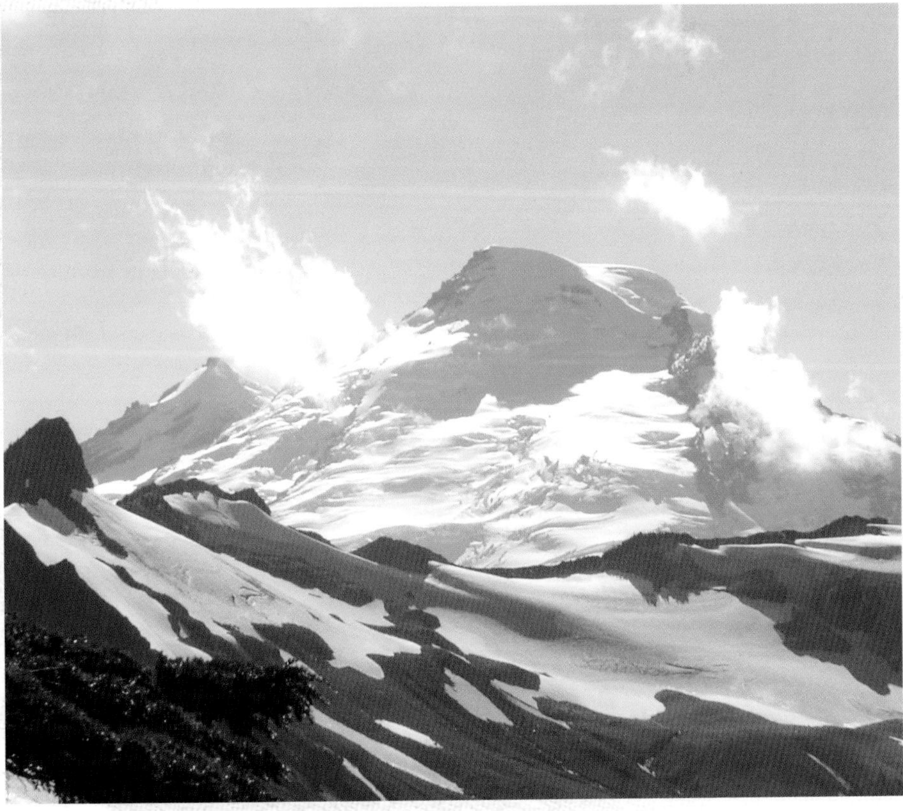

清除生理障礙

以下是兩種清除生理障礙的方法，
一種是運用冰融的自然現象，另一種是聖器。

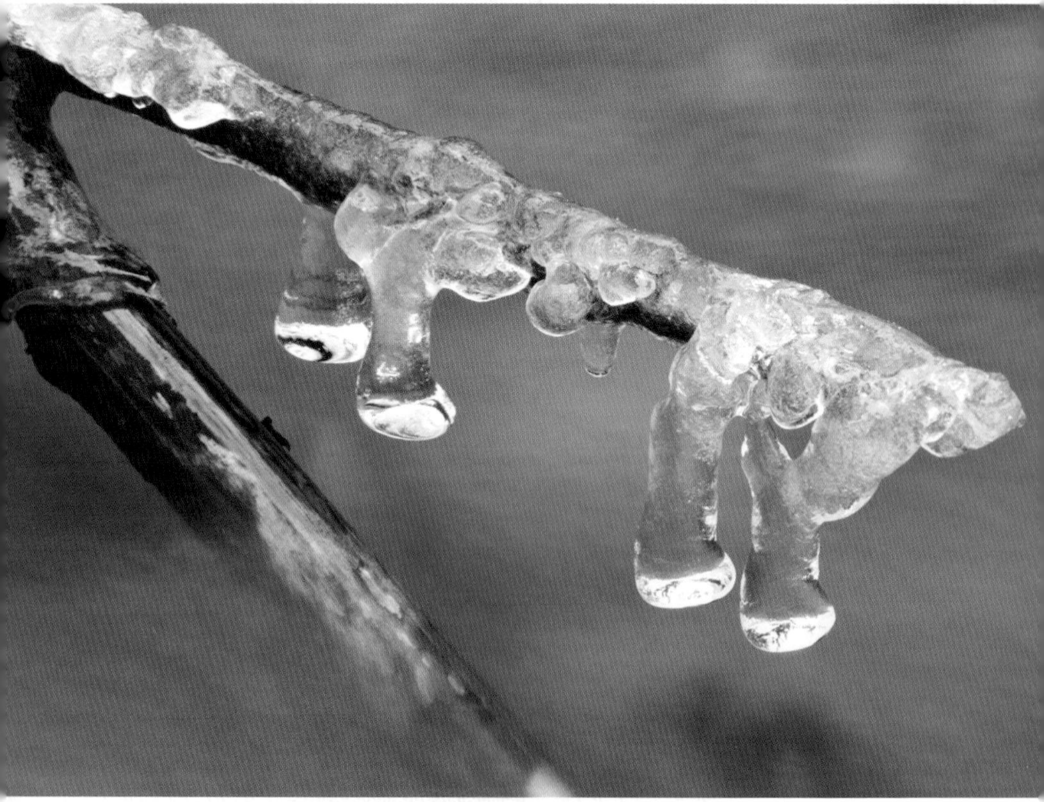

如同冬陽下的冰霜，
觀想有礙生理健康的桎梏都軟化並流逝。

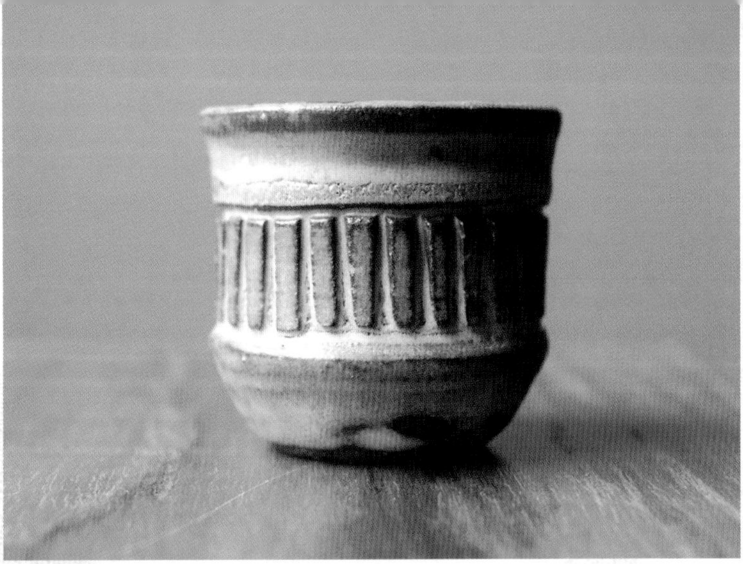

觀想把疾病的幽靈、意識或身體感受到的任何滯礙裝進容器。

請求白羽毛代表的病痛轉化，移除所有的負面影響。

找個自己專用的儀式器皿，

打造一塊聖地，每天在此洗滌自我。

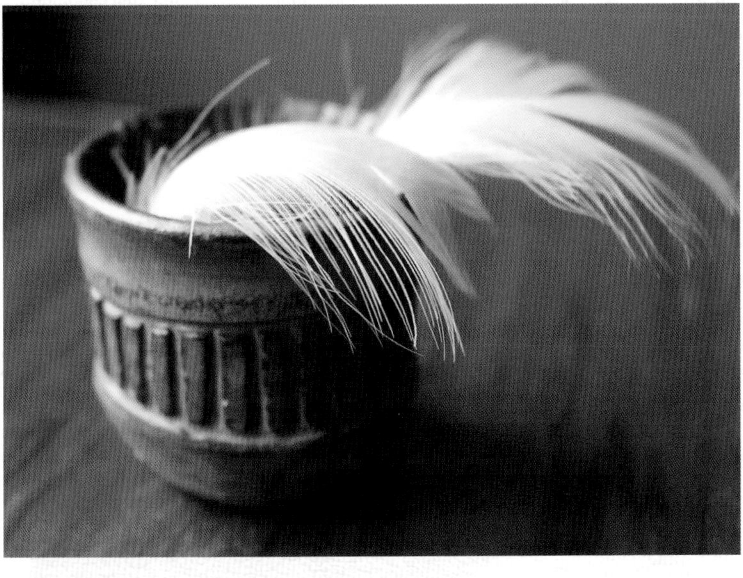

釋放心靈障礙

和你的心靈現實緊緊連結，你若想擺脫心靈鬱悶的重擔，

也許老鷹的影像能為心靈帶來自由的感受。

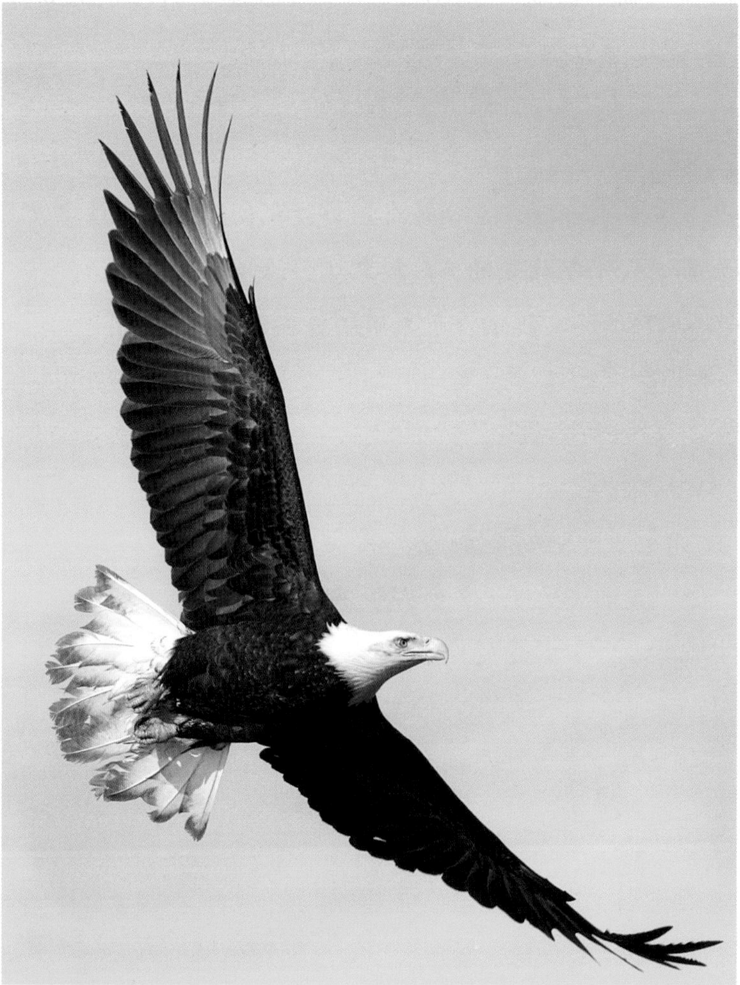

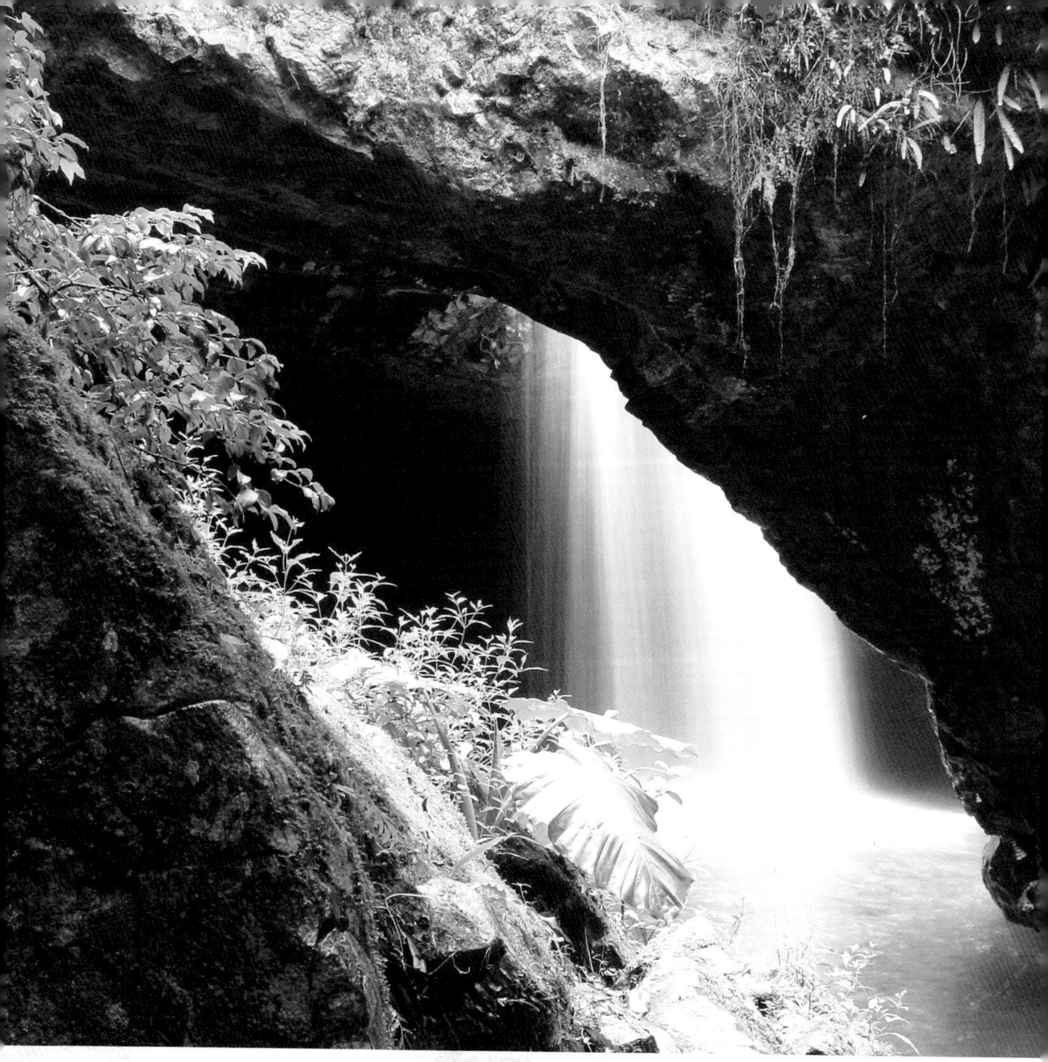

讓你內在感受到的氣流從頭部往下流，

彷彿置身在溫暖的熱帶瀑布下。

找尋自我的氣流速度

你的氣流速度會隨著時辰、情況、本性而變化。

每次你冥想或暫時保留點時間給自我時，注意自己的速度。

是比較接近下圖的平靜水面呢？

還是急流？或者是兩者之間？

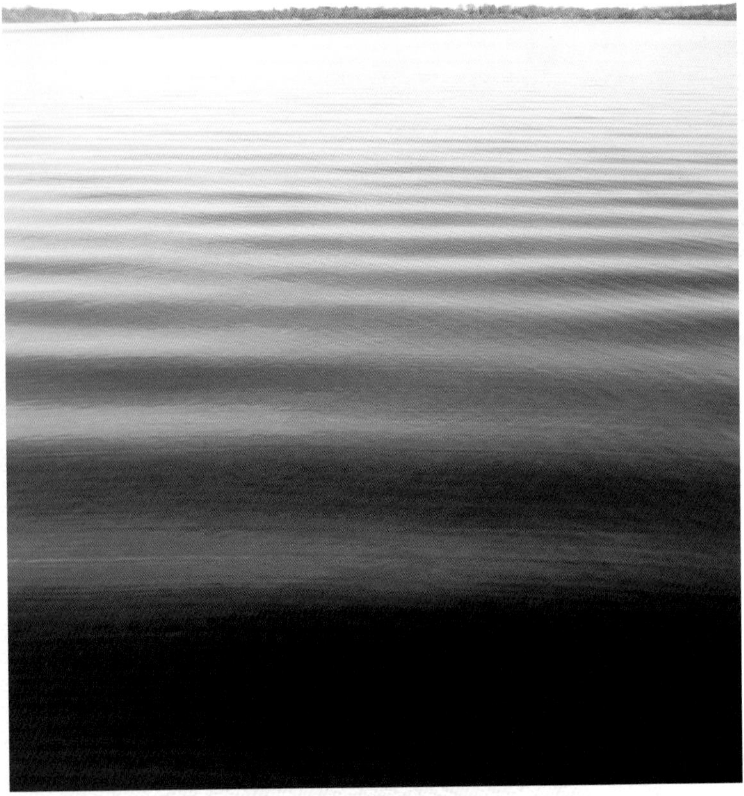

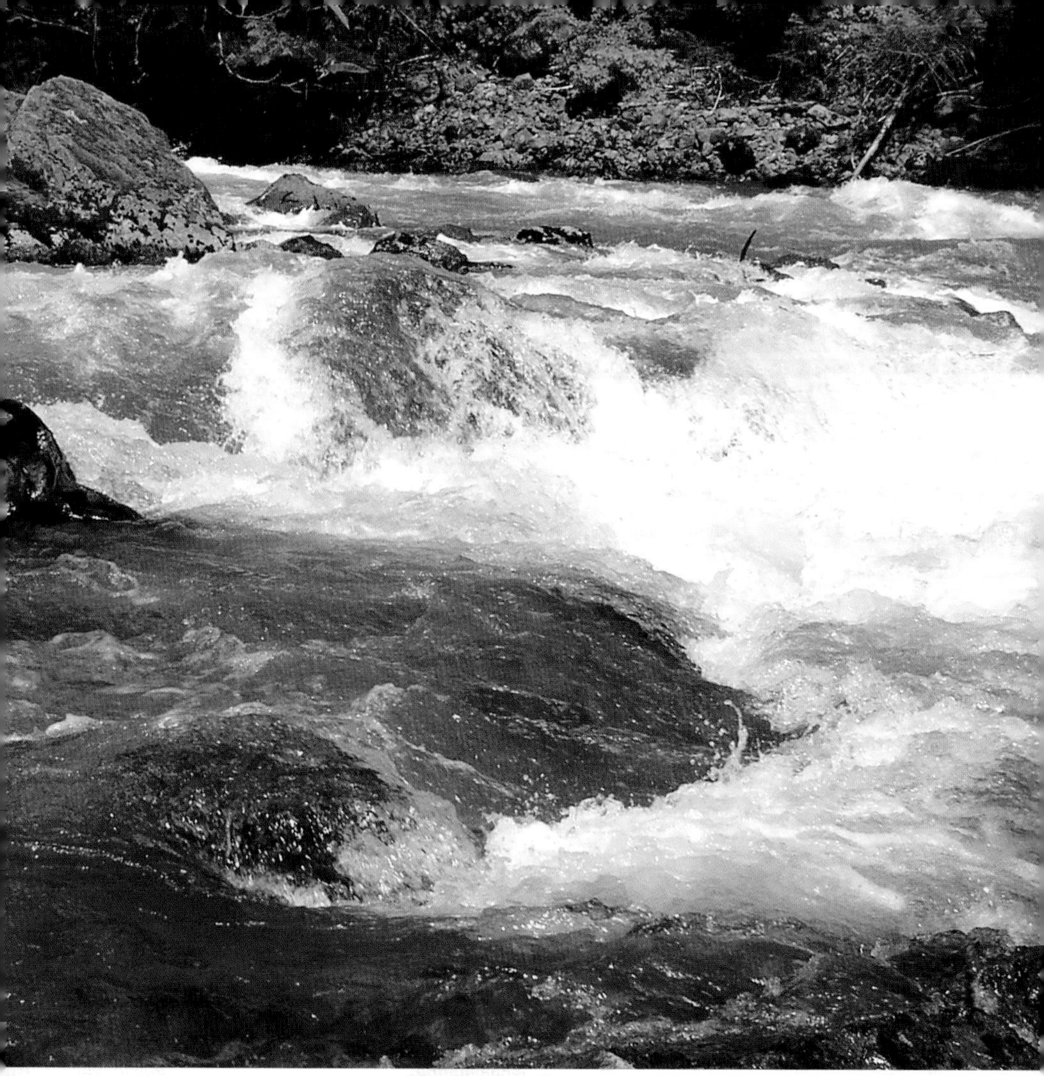

當你完全覺知自己的氣流速度，

想想對你適不適合，依照你的需求有意識地調整你的速度。

若你在圖中的河流泛舟，你會挑最早出現的平靜支流嗎？

還是享受順流而下的樂趣？

何者能引起你的共鳴？

科學家變身靈療師

細胞很小，小到一個圖釘頭能容得下一萬個細胞，每個細胞為你的身體健康各司其職。為了看見微小細胞的世界，科學家使用特製顯微鏡，不用光線，改用電子。掃描式電子顯微鏡造出組織樣本表層的影像。穿透式電子顯微鏡能看到細胞內部，放大一百萬倍。

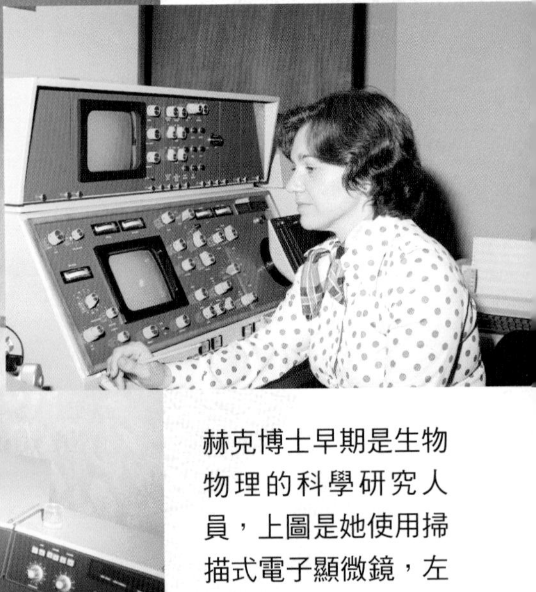

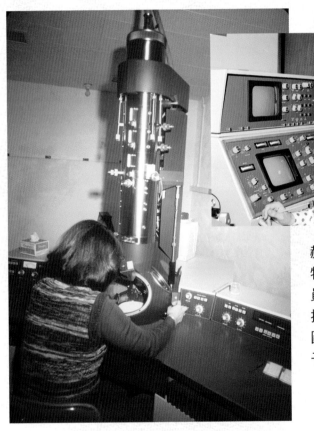

赫克博士早期是生物物理的科學研究人員，上圖是她使用掃描式電子顯微鏡，左圖是她使用穿透式電子顯微鏡的情形。

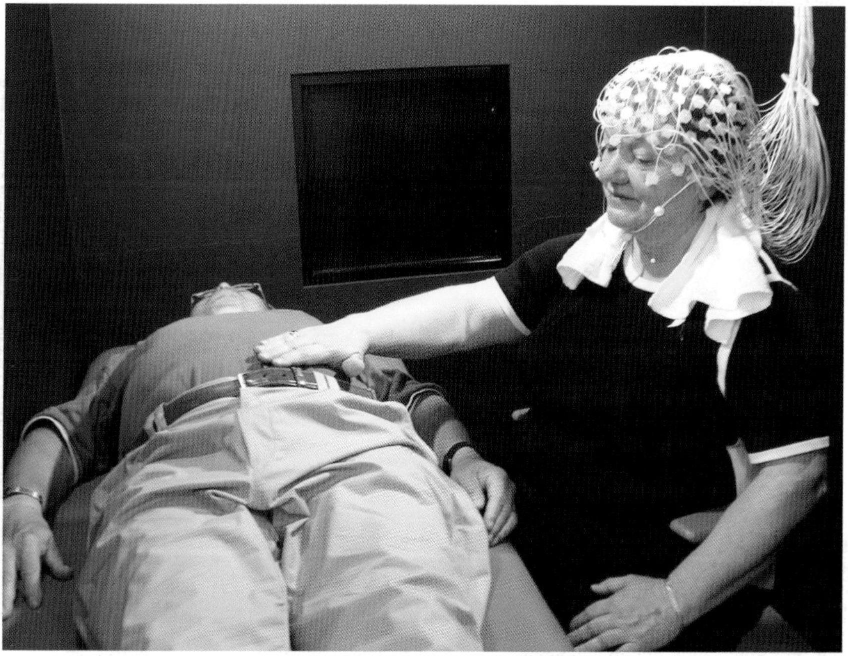

日本大學森永雄博士的實驗室中，
赫克博士在進行療癒時接受腦波儀測試。

一九八四年的瀕死經驗，使赫克博士獲得一種嶄新的意識，從此對靈療產生興趣。二〇〇五年夏天，赫克博士受森永雄博士之邀前往東京，在日本大學設備先進的實驗室中，以一百二十八枚感應器的腦波儀測試她的腦波。森博士表示：「我測過許多人的腦波，赫克博士的集中程度比任何人都高。」

赫克博士在冥想並傳送療癒能量給三千哩外的病患時，巫博士以量化腦波所做的測試。在進行療癒時，赫克博士的腦部有愈來愈多部分集中，同步的程度驚人。

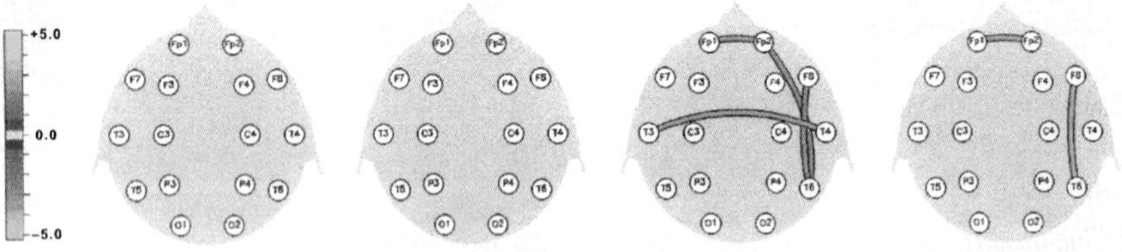

σ 第爾塔（0.5-3.5Hz）　θ 西爾塔（3.5-7Hz）　α 阿爾法（7-13Hz）　β 貝塔（13-22Hz）

基準線測試十分鐘的量化腦波數據標示

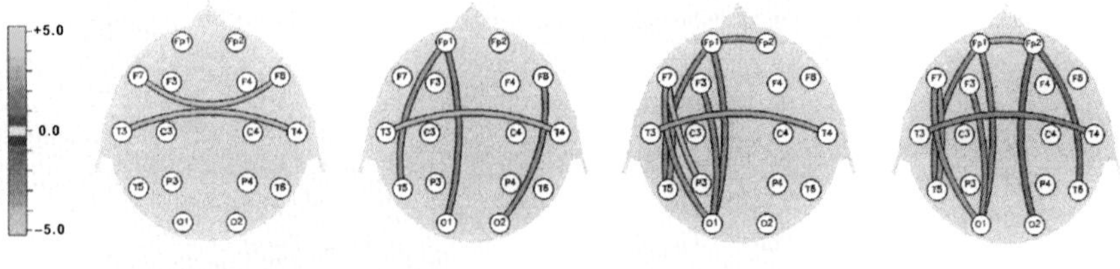

σ 第爾塔（0.5-3.5Hz）　θ 西爾塔（3.5-7Hz）　α 阿爾法（7-13Hz）　β 貝塔（13-22Hz）

遠距靈療測試十五分鐘的量化腦波數據標示

二○○六年，赫克博士治療坐在她前方六呎處的兩名病患，巫博士再度記錄她在療癒過程的腦波。數據顯示，和治療前相比較：第爾塔波集中層次升高、貝塔頂點升高、阿爾法增強。在神經科學的前哨，新興起的神經塑造領域，可提供洞見給細胞療法極需要的心智使用技巧。見附錄。

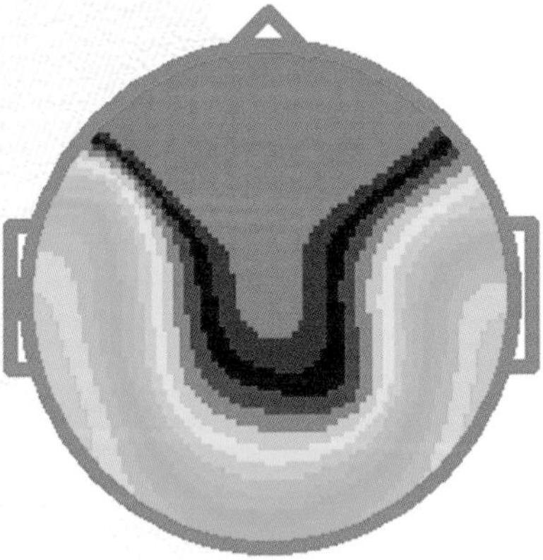

赫克博士在治療前方病患時所測得的量化腦波，第爾塔腦波活動激增一倍以上。鮮艷的色彩顯示密集的腦波活動。

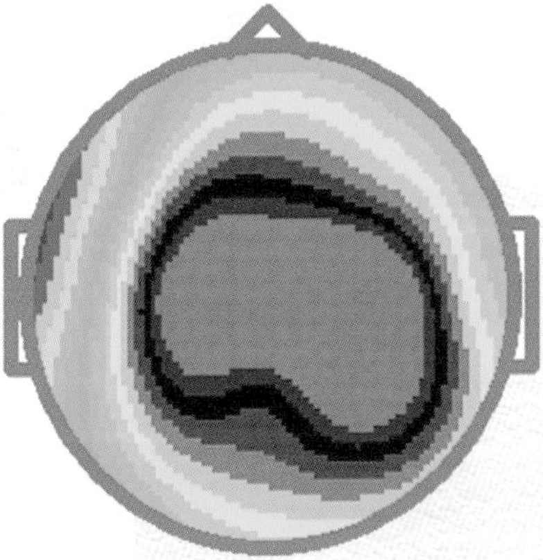

和一名病患進行十五分鐘療程時，赫克博士的貝塔腦波活動急劇增強，同時阿爾法波（此處並未顯示）也增強，但只在腦半部。

偉大的父，創造之始，

偉大的母，空虛之洋，

喜悅之結合，

無可分離之神秘，

賜予我

珍貴之誕生：

首道光芒四射，

天人合一之軀，

現在再度賜予我，

無法言喻之天人合一，

使我消融，

又在每一刻重生，

重新形成身軀，

重新受光芒塑造，

立即蒙受喜悅之恩賜，

在愛中自然而然反應。

在時間各處之

範疇及修練，

願我等皆尋得與神結合之處……

消融，如同開始，進入極樂之境。

細胞療法的運用

不論是要保持健康或是面對疾病，
進入細胞的旅程開啟靈療之路，進而影響生理狀況。

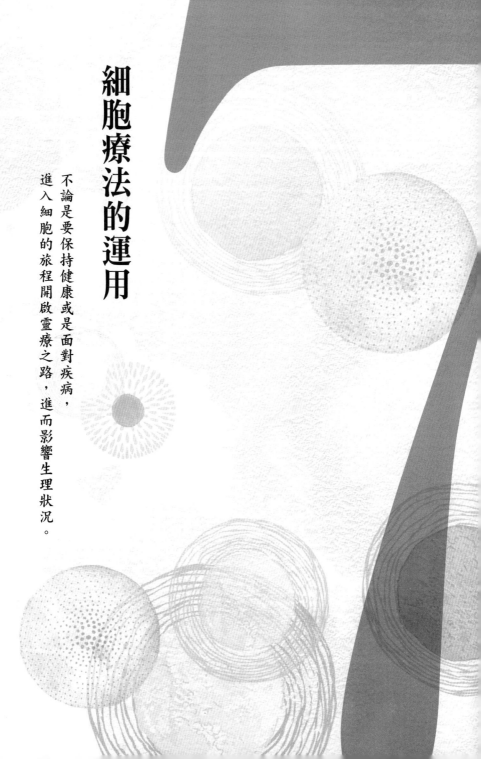

日子一天天過去，我們經歷了身心靈受創的種種挑戰。有些「破皮處」早就該好了，但疤痕卻久久不退，我們需要清除氣阻才能跨越它們所產生的阻礙，擺脱它們造成的局部死亡。疏通之後，生命能量的氣流便能充滿我身、供養我心、啟發我靈、做好療癒。當我們真正意識到療癒氣流深入細胞時，就能對細胞説話：細胞是能量和物質的結合，創造了生命。能量和物質在此介面共舞，也可視為無垠心靈和聯合意識（物質實相）的宇宙之舞，細胞和內部的精密運作共同編排和演出這場舞蹈。

細胞是能量和物質的結合，

創造了生命。

細胞療法守則

在討論細胞療法的確實步驟之前，先仔細檢視下列療癒守則：

1.全神貫注

・深深感恩自己的身心靈，不論目前的生活、健康狀況如何，都要心存感激。

・找到氣阻部位，盡最大努力予以清除。

・利用觀想和動覺意識去感受能量在全身流動，能進行到什麼程度就到什麼程度。

2.提防抗拒之心

・在邁向療癒的旅途上，注意自己是否抗拒。多花點時間注意本身的清明和可以接受療癒的程度。

‧若是有所抗拒，則重複清除階段，直到能感受流動的能量從頭頂灌進、流進全身，並從腳底竄出為止。以不偏不倚、不帶批判的態度問自己有關抗拒的訊息，以便決定是要繼續下去，或是另外接受精神協助使自己脫離不良的狀況。

3. 往內看

‧轉向內在，盡可能進入最安全、最深沉的冥想狀態。

‧冥想的首要部分，在於簡單找個安靜的地點，等待針對現況的直覺智慧出現。

‧當你轉向內在，尋找最需要療癒的特定細胞，用靈光形成的螺旋影像包覆這些細胞，保持這樣的意念，能多久全力投入，就持續多久。

4. 整合療癒能量

- 完成療癒冥想後，休息幾分鐘，保持療癒能量在全身上下整合的念頭。對你的細胞說：

「我相信你們會繼續療癒，我請求我最深沉療癒意識的靈感，指引、護養、活化你們。」

可以用最適合自己的方式修改這段話。

我們已經看到生命是如何被架構，卻保持流動性；也看到療癒法的應用必須結合自己身體的特質。針對特殊情況採用靈療做為輔助療法時，必須將個人狀況和需求奉為最高指導原則。

以下舉出幾個特定狀況，細胞療法在其中都能發揮正面功效。我診療過的幾百名病患已證明，藥物和心理治療再輔以冥想和觀想，確實有效。

細胞療法能發揮正面功效的疾病和步驟並不限於以下幾種，在此只是提出幾個例子說明如何整合運用身體、細胞訊息和療癒冥想。

老化

老化是最自然不過又最令人害怕的變化。眼看抗老化產業一片榮景，推出許多化妝品、保養品和療程，雖然可以安撫我們的恐懼或點燃我們的遐思，卻治不了絲毫不減的壓力、久坐不動的生活方式、過度攝取高脂食物等毀滅性因素所造成的傷害。哪些生物因素和老化有關？想長壽、想享受生活品質，我們能發揮多少影響力？

稍早曾討論過，每種不同或特定細胞群有各自的細胞死亡、再生速率，速率快慢由遺傳決定。有些身體細胞活一個月，有些則和我們在一起一輩子。人類細胞受到損害時，有再生和重新架構的能力。

某些水棲動物由有限的細胞所組成，在卵囊形成的細胞，孵化完成即停止分裂。有限的細胞耗盡後，這些低等生物即死亡，牠們短暫的生命是意料中的事。牠們在居住的池塘裡憤怒地游來游去，呼呼轉著頭頂的兩輪纖毛冠，沒錯，牠們就是叫輪蟲，這是因為牠們的移動方式與眾不同。由此生物原則可知，細胞早已設定好存活的時間。細胞死亡並非外在的掠食者或毒素所造成，而是來自有限的生命密碼，生物學中稱之為「計劃性細胞死亡」。

不過人類的情況複雜許多，我們活得比輪蟲久很多，身上很多細胞組織都有各自的生命年限。顯微鏡能把輪蟲的細胞看得一清二楚。我們的皮膚不透明，所以看不到老化在體內產生的變化。我們知道細胞壽命有限：紅血球細胞能活一百二十天左右，不斷以每秒三百萬的速率在更替。死亡的細胞分子從血流進脾臟，等待再生。我們確實是終極的再生規劃，不但使用本身的原子和分子，也從混沌之初就開始創造新細胞。

老化若是自然過程，為什麼要在討論療癒的時候提呢？有兩個理由：第一，人類在理想狀況下能活多久是未知數；根據紀錄，住在喜馬拉雅高山上的某些部落老人，到了一百二十歲甚至更老的時候，還活得好好的。第二，最近的研究顯示，細胞受損使我們老化的時間比基因設定的時間提前。我們和所有生命形式的歷程相同，旅程的目的地都是死亡，因此旅途中要活得長久、活得健康便成為目標。

為了細胞的健康，我們先看看細胞的發電廠：粒線體，橢圓型的小小能量中心內含自己的DNA，一小股有限的密碼。當細胞分裂形成兩個新細胞（新生的過程），粒線體同樣從細胞核獨立分裂出來，一直分裂到新細胞有足夠的發電中心能供給每個細胞所需的能量。由於老化，粒線體裡的DNA出現錯誤或突變，有些對密碼整合造成重大傷害，最後停止製造新的粒線體。細胞少了能量的支撐就會死亡，結果不是組織停止運作，就是嚴重受損。例如，肌肉量隨著年齡下降，很可能就是因為這個機制。粒線

體受損而造成的細胞死亡，似乎對老化比較重要，壓力因素還比不上。至少研究使用的老鼠身上是如此。❶

療癒步驟

從細胞層次冥想，創造健康生活：

1. 擺脫心中對老化的恐懼，觀想有股開天闢地即存在的永恆能量流過全身。
2. 用身體和意識輕鬆地擁抱這股能量，觀想能量觸及並刺激所有細胞。

❶ G. C. Kujoth 等人，「哺乳動物老化中的粒線體ＤＮＡ突變，氧化壓力，計劃性細胞死亡」，《科學》，309（2005）：481-84。

3.觀想療癒能量進入細胞的發電中心，再深入到每個粒線體的小股訊息DNA。

4.請求訊息不再受到傷害。

5.多送些能量進入細胞，裡面有完整功能、完全整合、完整能力的珍貴密碼，供細胞再生。

關節炎

關節炎的起因是手指、手腕、膝蓋、腳踝、臀部、頸部的關節處發炎。關節炎分為兩種：退化性關節炎是鈣沉積在關節處，導致關節變大、變形。類風濕性關節炎是一種自體免疫症，關節會一直處於腫脹、疼痛的狀況，發炎會在身體中轉移，在什麼部位發炎都會造成嚴重傷害。關節炎的病因尚未完全揭曉，但受傷、感染、遺傳體質是常見的因素。

涉及關節炎的細胞種類可分成兩類：會造成鈣沉積，或會引起發炎反應。兩種關節炎的療癒冥想都要包含骨頭沉積或發炎的個別細胞狀況。發炎會引起疼痛，若病痛無法得到舒緩，關節炎患者大多過著痛苦的日子。

療癒步驟

鈣沉積的做法：

1. 破骨細胞能找到多餘的鈣塊、碎片、針狀物，以上這些東西會撕裂軟組織，導致發炎情況惡化。召喚破骨細胞開個假想的「董事會」，宣佈它們最重要的事是尋找多餘的鈣沉積，將其移除。

2. 相信破骨細胞的基因密碼會讓身體的骨頭達到最佳狀況，鈣也會分佈得恰到好處。

發炎的做法：

1. 想像呼吸能到達並停留在體內的疼痛部位，使疼痛的硬處軟化，在吐氣時釋放出部分痛苦。重複做到可以進行下一步驟為止。

2. 想像清涼的山泉流過全身，沖洗發熱的關節，把發炎帶走並從腳底流出。觀想細胞對發炎訊號逐漸沒有反應，恢復正常的靜止模式。觀想細胞按兵不動，直到真的有需要打擊某種疾病為止。

自閉症

愈來愈多兒童患有自閉症，因此更加引起關切。自閉症的病因不詳，各種能力缺陷會在三歲以前浮現。目前估計，每二百五十名兒童就有一名天生患有自閉症的徵狀，這類神經功能失調會導致語言、說話的障礙，進而影響和他人的連結與溝通。雖然有百分之七十自閉症兒童的智商低於正常，但是否足以反映他們的認知能力，還很難說。有些孩子聰明得不得了，擁有高度專門和專注的智力。

在尋求任何形式的療癒時，一開始，父母和照顧者往往會基於孩子的立場而出面干預，因為他們年紀太小，溝通也有困難。

我治療過三名自閉症兒童，案例雖然有限，但都非常成功，他們有兩項共通的問題。其中兩名是五歲男童，我親自接觸過一名，另一位叫泰瑞的孩子則沒見過面。我和第三名孩童並沒有直接連結，他快滿三歲，住在美國中西部。

泰瑞的故事要由他爸爸從俄亥俄州打電話給我說起，他問我願不願意幫助他的兒子。我開始在每天早上冥想時協助泰瑞，看看他有沒有反應、我能不能幫得上忙。兩年前，泰瑞無法跟人溝通，封閉在自己的世界裡，只對汽車著迷。

我為泰瑞進行遠距療法長達兩年。我在約定好的時間打電話給泰瑞的父母，再以遠距方式治療泰瑞一小時左右——現在他會講話、會大笑、開生日派對、去學校上課。雖然未完全痊癒，但泰瑞可是花了好大功夫才走出退縮的狀態。泰瑞真正開口和我講電話的時候，真是達到療程的最高潮。

我在不同時間冥想這三名孩子，感覺好像相繼連結上他們的知覺。在那種心態下，我能感受到孩子的疑惑和沮喪，他們覺得要吸收的東西多得讓他們無法承受，彷彿同時有一百台電視在對他們播放。那股噪音和隨之而來的困惑令他們害怕，他們覺得哪裡安靜就往那裡鑽。我認為要有扇「門」來控制吸收的程度。在第一個階段，我運用自己的心智「秀」給孩子看，怎麼用這種安全門創造某些安全感。

過了好一陣子，他們的父母說孩子比較放鬆，比較能溝通，情緒也較穩定了。我開始幫助他們一次專心看一個「頻道」，希望他們學會限制意識到的刺耳雜音。最後一步則是邀請他們探索被封鎖在門外的世界。

療癒步驟

這個方法提供給有自閉症孩童的父母，父母最了解多久可以和孩子進行一次。我建議剛開始一週兩次，而最初的改變可能並不明顯。泰瑞清楚踏出的第一步是大發雷霆，他的父母卻欣喜萬分，因為他已釋放出緊繃的情緒。

1. 不要打斷孩子正在做的事（包括睡覺在內），也不要侵犯孩子的生理空間，用心靈和孩子的精神連結。進入冥想狀態，描繪出孩子的影像，感受和他心連心。不需要待在孩子身邊，因為心靈連結不受空間遠近的影響。

2. 想像自己處於最安全的場景，直到本身感到祥和安全為止。把安全和陪伴的思緒傳送給孩子，向孩子確保他在這個世界裡也會感到安全。確認自己會在一路上以各種方式陪伴、保護孩子。

3. 觀想教孩子一次專心做一件事，成功地阻擋同時出現的眾多訊息。想像走到電視機前，只選一個頻道；或看著十本書，只挑一本。將此影像用心而不用話語傳遞給孩子。

癌症

癌細胞是身體的一部分，這些細胞以前和胸部、肺部、胰腺、前列腺、皮膚、其他組織裡的正常部分一樣，功能完好無缺。細胞各有各的生理時鐘，控制它們個別的修護、複製、死亡速率。舉例來說，皮膚細胞大約活一個月，紅血球細胞大約活四個月，神經細胞即使活不了一輩子，也能活上個幾十年。由於不明原因，任何組織型態的細胞都可能分裂得太快、不規則而造成腫瘤。

有一種酵素叫 p53，它的重大任務是調節正常細胞內分裂的時間表。若

任何組織型態的細胞都可能分裂得太快、不規則而造成腫瘤。

有細胞抓狂不肯遵照時間表，p53會先鎖住DNA重新規範細胞；如果不管用，這細胞就會死。癌細胞缺乏p53酵素，也喪失母體組織的部分特質，不再分化，結構也變得扭曲不成熟，但它們仍保有某個組織的特性，足以供病理學家辨識。當癌細胞轉移到身體其他部位時，還是能由遊蕩細胞的特徵找出腫瘤最初的位置。

癌症的療癒冥想來自兩種訊息：(1)癌細胞和身體失去平衡，(2)癌細胞缺乏關鍵性的調節酵素。

療癒步驟

這個練習讓細胞重新獲得平衡：

1. 和身體的叛亂份子說話，用心的能量、情感、靈視擁抱它們。
2. 對叛變的癌細胞傳送有意識的識別和連結意念，要求這些細胞再循環（死亡），使全身更好，或是恢復原屬組織的正確分裂速率。告訴所有轉移的癌細胞，「再循環，生命需要你的分子使生命繼續。」

3. 吸氣時想著「平衡」，吐氣時想著「和諧」。循環這個訊息十次，傳送給癌細胞和正常細胞。

4. p53 酵素使細胞生長速率正常，細胞DNA的基因密碼存有合成p53 的資訊。觀想一波能量從頭頂流經全身，呼喚每個細胞再次製造 p53，請它們在所有組織、器官裡有效且正常扮演維持細胞健康的特定角色。

5. 請奈米管連結所有細胞，傳送訊息包裹，使細胞獲得足夠資訊，合成自己專用的 p53。

癌症是複雜的病症，要運用療癒冥想使細胞平衡，重新建立調節酵素，得視個人狀況和個性做調整。以下的故事説明上述準則的不同運用方式。

辛蒂很優秀：大學教授、周遊列國、決定要做的事都做得很成功。讓她難過的是，她發現左邊乳房有個硬塊，是一夜之間長得這麼大？還是她忙著進行海外交換計劃和照顧參加的學生，而忽略了自己的身體？檢查結果證實左乳房的左上方有個蛋黃大小的硬塊。辛蒂有位同事聽説過我的事，鼓勵她在切片前和我約個時間見面。

在她做切片前，我們只有時間見一次面，那次我們討論如何使她的身體恢復平衡和諧，我們請癌細胞分解後再生，集合在一處以方便外科醫生切除。切片的日子到了，辛蒂準備妥當，也確實放輕鬆，她運用剛學會的鎮靜冥想和觀想輕而易舉地應付了整個過程。

外科醫生看到原來的超音波結果非常訝異，現在的腫瘤只有豌豆大小，比先前測到的小得多，邊緣乾乾淨淨，除了切片時切除的豌豆般大小的組織，並沒有擴散到其他部位。外科醫生能想出來的唯一結論是：原先的超音波檢查有誤。我和辛蒂、她的家人共同慶祝預後良好；腫瘤大小所造成的意外、迷惑和她的病歷，則一起留在醫生的診所裡。她的健康才是重點，而不是要證明靈療能把蛋黃大小的東西縮小成豌豆大小。

＊　＊　＊

安娜在絕望的時候打電話給我，她剛從醫院返家，躺在床上起不來，疼痛不堪又筋疲力竭。平時她可是生氣蓬勃，有用不完的精力。卵巢癌使她突然病倒，檢查發現只有一部分可以動手術。她的惡性腫瘤很嚇人，已擴散到腸子，附著在網膜（包覆腸子的大片薄膜）上，癌細胞也開始轉移到肝臟和脾臟。

她沒有力氣到我的工作室來，所以我安排好時間到她家出診。安娜躺在沙發上，雖然臉色蒼白，但她決心戰勝癌症；我能提供的資訊或協助，她都願意接受。第一次上課先教她把氣吸進痛苦處，軟化疼痛，再用把氣吐出來。我也鼓勵她吃止痛藥，睡得好一點，這樣身體才能從手術後恢復；從事健康行業的強人，往往是最難搞的病人！

我們第二次見面前，安娜靠著放鬆圖像度過了那一週，這時她要學怎麼進行療癒冥想。我們討論她身體的平衡和諧，召喚每個細胞合成 p53 酵素。她認真練習，打了好幾次電話給我修整她的冥想，以符合她的個別狀況。圖像要簡單明瞭、自己覺得有意義才能成為有力的工具。

最後，安娜來到我的工作室上課，她的精力已經恢復得差不多了，人顯得精神奕奕，問的問題和以往一樣敏銳。她因為化療而開始掉頭髮，所以用鮮艷的頭巾包住頭，這表示她體內的癌細胞和健康細胞同時吸收了強效的化療藥物。我們用對身體最有好處的靜脈注射和口服藥物，並且觀想 p53，繼續調整她身體的平衡和諧。

安娜的腫瘤標識測試顯示未再發作，醫師認為她會完全康復。

＊　＊　＊

這些年來，我看過很多癌症病患，有些被病魔奪走性命，有些覺得冥想和藥物結合很有幫助，重獲健康後持續靈修，再也沒有癌症跡象。也有少數人和他們的另類療法醫生決定迴避化療，一方面密切注意腫瘤狀況，一方面嘗試針灸、草藥、補品、靈療，有極少數完全復原，成效驚人。翻開歷史，不靠醫療而完全康復的案例極為罕見；病人結合心靈和醫學療法，會獲得最好、最可靠的結果。

糖尿病

胰臟是個橢圓形器官，端端正正地夾在胃腸中間，腎臟上方，脊椎前方。胰臟裡有幾千個細胞大量生產消化酵素，有個部分含有製造胰島素的

> 病人結合心靈和醫學療法，
> 會獲得最好、最可靠的結果。

細胞，這部分體積不大，對身體卻有重大影響。蘭格漢斯發現這些細胞，所以婉轉命名為「蘭氏小島」，裡面充滿了胰島素，視身體需要能量的狀況釋放進血液裡。胰島素有很多重要功能，其中之一是調節血糖的新陳代謝。如果攝取過多的糖和脂肪類食物，胰島素的需求會升高，細胞會為了滿足用量而操勞過度。到了某種程度，身體再也無法回應，出現「胰島素抗性」，這正是糖尿病的前兆。過勞的胰臟只能製造少量、甚至完全沒有胰島素，導致嚴重的副作用，例如循環不良、失明、中風喪命。雖然過胖和缺乏運動是糖尿病的危險因子，但至今病因仍然不詳。最近有科學家假設，糖尿病可能是粒線體的疾病。❷

---

❷威爾森（Frederick H. Wilson）等人，「粒線體 tRNA 突變所造成之種種新陳代謝不良」，《科學》，306（2004）：1190-94。

在許多糖尿病患者身上證明，療癒冥想、健康的生活方式、運動、減輕壓力皆有顯著效果；但這些只是輔助，絕對無法取代藥物治療。

在傳統靈性知識裡，位於肚臍附近的太陽神經叢是一個人力量的所在，太陽神經叢散發出代表陽光的微妙金黃色。把這些觀念、影像、胰臟的生物學常識結合起來，以下的冥想有助於穩定胰島素含量，使身體達到最健康的地步。下列步驟請視自己需要修正。

療癒步驟

1. 想像你的太陽神經叢是溫暖的太陽，把氣吸入丹田，用金色暖光的思緒充滿中間部位。
2. 召喚你在世界上的專屬位置、專屬力量，看到自己和從丹田散發出螺旋狀的金色光芒一起，並籠罩全身，讓金色光芒和意識深入你的胰臟細胞。

> 在傳統靈性知識裡，
> 位於肚臍附近的太陽神經叢是一個人力量的所在。

3. 對忙著或試著製造胰島素的蘭氏小島貝塔細胞說話，給它們打氣，把你個人的力量傳送給它們，看著它們沐浴在溫暖的金色光芒中。

4. 想像你的旅程更加深入，把知覺帶進製造胰島素細胞的粒線體裡；把金色光芒帶進粒線體，把再生、支持、新能量的意識帶給疲憊的酵素。鼓勵粒線體吸收精神能量並加以整合，為身體製造生理能量。

情緒問題

情緒問題有很多種，治療性的處理方式也是種類繁多。先看看情感創傷程度的分類，再提出適當的療癒方法。心靈力量一定能和其他治療性方法整合運用。

心靈力量一定能和其他治療性處置整合運用。

重度情感創傷

藥物和心理治療對重度情感創傷的病患非常重要，除了有經驗的治療師之外，透過教會、信仰、冥想、靈療所得到的心靈力量，也有助於康復。腦細胞或整個腦部可能受到影響和阻塞。

以深深地冥想呼吸使自己鎮定，頭腦清楚才能找到需要的專業協助。如果什麼治療性方法都試過了，但很久以前的事情還是會困擾你，就找位靈療、或心靈導師、或牧師以尋求直接的個人協助。

中度情緒困擾

苦惱常會擾亂我們穩定的自我感覺，使我們失去重心，連身體都能明顯感覺得到。如果引起情緒困擾的是一件事或一段感情，以下的冥想也許派得上用場。這種冥想會幫助你恢復理性和生化平衡，困擾你的情況或人會變得沒那麼嚴重。身體細胞開始接收到重返寧靜的訊息，高度警戒的生化會變得正常。

療癒步驟

有情緒困擾者的練習：

1. 觀想把自己帶回你內在的中心，在這平靜又安全的內在空間，接觸自己的心靈資源。
2. 一旦到達中心，想像自己置身於一個安全的地方，例如有大門、牆壁、守護天使保護的花園或草地。
3. 在安全的地方，想像你在乎的人或情況，觀想螺旋狀的亮光圍繞著這個人或事，帶來祝福、和諧、解答。不要去想明確的結局，要懷著信心，把這個事或人交付給神聖創造者、上蒼、上帝、你感受到的任何本體或創造力。

4. 持續觀想到你覺得自己不再那麼緊繃，比較不激動或害怕的放鬆心態。繼續加深放鬆的感覺和聯想的圖像，傳送到身體的每一個細胞。

5. 你的身體細胞現在已恢復正常或「不泛濫」的生理機能。細胞負責行動的內質網不再快速製造「戰或逃」的荷爾蒙，細胞之間的溝通系統也從高度警戒模式回到正常模式。

6. 當你覺得已完成觀想，看著自己一個人在專屬的內在空間，用發亮的螺旋光體包圍自己，主動接受祝福和重生。有意識地離開你安全的內在空間，記住自己想什麼時候回來都可以。

日常情緒起伏

看晚間新聞時會覺得情緒激動，我們和全世界各地的傷痛脫離不了關係，那麼要如何處理這源源不絕的影像和資訊呢？

療癒步驟

我運用以下的簡單練習來應付日常生活中迫在眉睫的難題：

1. 第一步是覺知：注意自己什麼時候會因為影像或資訊而感到不安。
2. 假定你能盡一點點力，或你不會受此情況所影響。
3. 集中注意力用螺旋光圍繞自己，把一束祝福的光束傳送到災區，如果有其他你做得到的事，便動手做。

很多全球性議題規模大得讓人覺得束手無策，但我們要相信正面思考和光能量有助於平衡負面環境。人在擔心的時候，細胞會進入壓力模式，時間久了便會損害健康。我們體內的化學作用會出現變化，細胞和全身上下會充斥著生化物，為可能發生的危險準備應戰或落跑。這種壓力反應一再

人在擔心的時候，細胞會進入壓力模式，時間久了便會損害健康。

出現，最後會使得身體筋疲力竭，健康受損。與其把力氣花在「假如……怎麼辦」和「我的天呀」，不如專心發送關愛的正面能量以供療癒、解決、和平之用。在此不建議使用「親愛的，在高速公路上打電話給我」，或「小伙子，不做功課就會被當」之類的特定指令；這類口語溝通應該在現實世界中用直接、仁慈、確實有效的口氣說出來。

哀慟

喪失心愛的人之後，能完全接受自己的感情和狀態，哀慟的過程才算開始。你可能需要多休息、散步走長路、和別人見面或不見人，期待每一天都有所不同。等你準備好了，去找經歷過傷悲的人談談，他們能夠陪伴你、了解你的情緒。有些膚淺的陳腔濫調讓你聽了心裡難過，此時必須盡快釋放出來。敞開心胸，用祈禱、冥想、沉默的方式從心靈源頭接受慰藉。要有心理準備，心愛的人的意識可能會在夢中或清醒時出現，不要評

批，也不要抓著不放，讓顯象安撫你。若沒有直接顯象，找些別人的故事為自己打氣，在慕迪的《再聚首》中找得到這類故事。❸

親身經驗

母親在我二十五歲那年去世，母親走得突然，讓我傷心欲絕，就讀研究所的我完全無法料到會遭受喪母之慟。有好幾個月的時間，我每天晚上從夢中哭醒，無處尋得慰藉。大家要我勇敢面對，日子還是要過下去。我學著表面上裝作沒事，把哀傷和失落感深深隱藏起來。兩年後，我偶爾還是夢到母親，嗚咽著醒來。我尋求治療，結果受益匪淺，開始覺得比較輕

---

❸慕迪（Ray Moody）和派瑞（Paul Perry），《再聚首：心愛人顯象》（*Reunions:Visionary Encounters With Departed Loved Ones*）（紐約，藍燈書屋，長春藤書籍，一九九四）。

鬆、放得開、重新專心過著忙碌的幸福生活。

女兒出生後，在漫漫長夜裡，懷中抱著哭鬧的新生兒，我有種不尋常的感覺，對實事求是的科學家而言更是不尋常（當時我尚未感應到靈療的召喚）。我和嬰兒坐在搖椅上時，感覺到母親的靈魂用手環繞著我們倆，她會待到嬰兒睡著為止。我知道是母親，因為那股能量和甜蜜的撫摸是她，絕對錯不了。我從沒想像過會發生這種事，而且還不只一次，她的靈魂來找了我們好幾次。這種經驗我強求不來，沒有特別的念頭或渴望帶她來找我們，但我馬上就能感覺到她的存在。

＊　＊　＊

當許久之後不再有親朋好友上門慰問，睿智且老練的治療師也已無法引領你平安度過緊繃的哀傷關口，你仍感到悲慟不已，這時候你會得到安慰。突如其來的造訪、或心靈的祝福、或一個畫面，會以難以形容的溫柔和堅定不移的信念感動你。你身體的細胞都會回應，累積成一百兆個份外平和的嘆息。

藥物

多數人都在沒想到、不想要的狀況下，吃下不想吃的藥。足底筋膜炎吃強效消炎藥、被蜜蜂螫吃強體鬆、癌症接受化療，現代科學研發出的強大藥物軍火庫可以嚇退原本健康的人。習慣吃有機食物、喝不含汙染源和化學物質水的人，特別排斥藥物，這種人會尋求另類的對抗療法。

原本健康的人，心裡會縈繞著挫折感；「我哪裡做錯了？要如何修正我的思考、行動才會好轉？」每粒藥丸、每次吊點滴，都是在提醒自己對本身、對夥伴、對上帝感到失望。更糟的是，許多人以憤怒和憎恨來對抗藥物，就連服藥的時候都不例外，艾琳就是個好例子。

艾琳一輩子身體健康，狀況好得不得了！她覺得舒服、外表亮麗，正要開始享受友誼、旅遊、退休的美好人生，怎麼可能診斷出卵巢癌呢？她陷入一片混亂，無法接受診斷結果；直到開刀後，確定腫瘤已經轉移到腹部和骨頭不能動手術，她才相信醫生說的話。決定接受化療又是件難事，她差點一口回絕。我被請到病榻旁時，她剛從手術後醒過來，正在為要不要化療的重大決定傷腦筋。

化療是最佳的對抗療法，怎麼會被我們認為有害呢？當然是聽說過誤診、藥效不良、病人的點滴裡放錯藥之類的可怕故事，這些錯誤被過度渲染，數千起療效良好的案例卻沒有人提起。對於任何療法，我們當然要有自我主張，提出質疑，小心翼翼。

艾琳對癌症的相關議題都做過「功課」，但是接受化療、服用可以使她好過些或預防噁心的藥物卻讓她焦慮不安。我們討論的重點放在她腦海中忘不了的嚇人故事，這些事不斷加深她的恐懼。有全人醫學觀的人大多相信，所有藥物、尤其是化療，都會傷害免疫系統，反而使身體無法療癒。我和艾琳討論她有哪些選擇，決定了一項理性計劃，然後進一步深入我們的治療。進一步治療使艾琳覺得比較舒適，也希望能增強藥效。她的治療很成功，目前處於舒緩期。

＊　＊　＊

如果生病了，醫生開了藥，你可以採取下列步驟，並依個人狀況隨意調整：

1. 一定要獲得最佳的醫學資訊，徵詢過其他醫生的意見後，當你覺得該有的資料都齊全了，再進行下一步。

2. 在接受任何醫療或服用任何藥物之前，都要放輕鬆，相信自己在當前的情況下已做了好的抉擇。

3. 假裝把兩個（或不止兩個）敵對陣營聚集在談判桌上，用此方法平息內心的反對意見。猶豫不決是一回事，內心交戰才真的會毀了自己。為藥物祈福，請它們達到療癒身體的功效，出現最好的結果。

4. 吃藥的時候，歡迎這些療劑進入你的身體。

5. 如果你正在以靜脈點滴的方式接受化療，利用架設器材的時間為藥物祈福，願它們在你體內發揮最佳療效。進行放射線治療也是一樣，為即將進入你組織的能量祈福，放輕鬆，專心冥想治療後會好轉。

6. 請化療、放射線、其他藥物輕鬆地找到需要重生的細胞：癌細胞的分子可以當廢物丟棄，或者被身體拿來製造正常細胞。反過來，請求身體的健康細胞受到最小影響，只有輕微的副作用。

> 在接受任何醫療或服用任何藥物之前，都要放輕鬆，相信自己在當前的情況下已做了好的抉擇。

7.同樣的，開始治療或吃藥的時候，放輕鬆，冥想片刻，迎接醫學奇蹟進入你的身體，迎接本身狀況需要的治療功效。

更年期

討論更年期的好文章已經有很多，包括對潮紅、盜汗等徵狀使用荷爾蒙補充療法的各方意見。對某些婦女，荷爾蒙補充療法的效用好得超乎想像。有位醫師告訴我，沒想到病人不斷強烈要求荷爾蒙補充療法。而某些人又厭惡荷爾蒙補充療法的副作用；當發現自己屬於第二種人時，我既失望又難過。荷爾蒙補充療法並未使我的徵狀好轉，晚上仍然會盜汗，脖子因發熱而難受，好像全身著火似的。

在無計可施的情況下，我試了針灸、草藥、雌激素、丸狀和乳狀的黃體激素、各種維他命，最後我坐下來「傾聽」身體。我身體接受到的指令——荷爾蒙減少，生殖功能停止，是我的正常生活模式。但荷爾蒙一下子減少太多，就會有徵狀出現，這是我聆聽身體所得到的領悟。接下來要運用這項資訊來改善潮紅和盜汗的情況，馬上可以驗證我的想法是否奏效。

我的荷爾蒙減少得太快，我能夠做些什麼？不需要補充幾桶荷爾蒙，只要多幾個分子就行了。最後，我用觀想的方式在潮紅惡化之前預先阻止；如果已經有潮紅現象，也會馬上消退。各位可以自己試試看。

療癒步驟

覺得開始潮紅時，不管你在做什麼，都必須停下來，花一分鐘將頻率調到和身體一樣，想像你能和身體製造荷爾蒙的各個部位連結，和它們溝通，請你的身體多製造一些雌激素或黃體激素分子，看哪一種方式能阻止潮紅或盜汗。

也許我是因為放輕鬆而能看到效果，或也許是——只是也許，我刻意尋求平靜安寧而調整了身體的舒適程度。有沒有可能，我的念頭深深專注於負責製造分子的細胞，結果真的改變了血液的荷爾蒙環境？

這個技巧對我有效，我的很多病患也深有同感。有些人覺得荷爾蒙補充療法效果比較好。有些人則覺得結合醫學和心念干預可輕鬆度過生命的劇變階段，畢竟，更年期是女性自己轉變為真正有力量的時期。

多發性硬化症

曼麗熱愛騎單車，想起自己的第一部腳踏車，仍讓她記憶鮮明。那是部很「娘」的車——淡黃色，座位像一根長香蕉，還有可怕的花朵圖案，娘娘腔的把手上掛著流蘇，窄窄的車胎還有擋泥板。

雖然當時曼麗才十歲，爸媽一看就知道她受不了新腳踏車的樣子，於是幫忙把很娘的單車變成有著帥氣賽車座墊、凹凸寬車胎、沒有擋泥板的黑色「機器」，黑色賽車十字把手上沒有流蘇。剛搬來的男孩都會被其他人慫恿去和她比賽騎車，然後成為她的手下敗將。

一條條道路、一部部單車，從第一部流蘇兩輪車，曼麗一步步成長，最後躋身優秀運動員，成為美國自行車國家代表隊成員、全國紀錄保持人、兩度獲得全國冠軍、多枚獎牌、多項比賽冠軍。因此她熱愛和騎車有關的所有事宜：頂尖的體能——訓練數百小時、精益求精的技巧、設計精良的單車備配。曼麗很聰明，兼具應付競速策略的好腦袋、在嚴厲的訓練中有穩定的情緒，讓她的騎速很快，以及爭取世界級騎手分秒決勝負的精神。

競爭心強的運動員向來忍痛騎車，曼麗也不例外。當她感覺到異常的疲勞、視力有些模糊，她認為這只是訓練過度，並且有把握自己能克服並甩掉這些症狀。她用鋼鐵般的意志鎖定前方道路，儘管擦傷、疼痛、肌肉抽搐，身體依舊表現正常。一九九一年八月底，那天美國女子代表隊參加環法自由車賽（女子賽事）的第一階段，她腦子裡想著騎上坡，突然覺得不對勁。她不斷用力，雙腿有如火燒，她猛地起身想踏得更有力。

「我愈用力騎，愈看不清楚。騎到山頂時人就癱了，視力模糊到我把車騎出路面摔倒。」

這不是反常的意外，也不是臨時因感冒而引起，醫生稍後證實是多發性硬化症。

多發性硬化症是腦部、脊椎神經、視神經的疾病，不是因為感染，也不會傳染。多發性硬化症被視為自我免疫的疾病，意即身體會攻擊自己的組織，摧毀自己的細胞。導致細胞退化的因素不詳，目前只知道女性患者幾乎是男性的兩倍，某些地區的患病比例也比較高。根據不同徵狀，多發性硬化症的發病又細分為反覆復發緩解、原發性進展型、二次性進展型、進展性反覆復發。

從細胞看來，受影響的中樞神經細胞失去有保護作用的髓鞘。少部分

（百分之二十）蛋白質和百分之八十脂肪組織或脂質組成的髓質，包住軸突，也就是神經細胞的隆起部分。中樞神經系統裡有種專門細胞，叫作寡突細胞，長長的手臂是支撐好幾個神經軸突的架構，一碰到神經就會製造髓質。髓質在神經細胞傳遞訊息上扮演關鍵角色，因為它能使神經絕緣，讓正確的訊息快速抵達目的地，等著接手的神經細胞，最後告訴肌肉什麼時候收縮。多發性硬化症的後遺症有走路不穩、不能走路或膀胱功能受損。

多發性硬化症的主要症狀，曼麗都有：肌肉功能嚴重受損、疲勞、視力有問題。從此她踏上另一種道路——拄著拐杖行走，不知道視力什麼時候會出問題，需要體能、專心、技巧、隨時注意會出現的「路」況。曼麗接受醫療評估和治療，服用類固醇，醫生開的新藥也照單全收。

吃遍了對抗療法的藥物，曼麗還尋求另類療法——大量營養品、補充維他命、靈氣自然療法、精神療法、按摩，只要你想得到的，她全試過。

多發性硬化症發作後八年，她在一九九九年來看我，此時復原狀況良好。她有個值得信任的朋友，是一位講師，介紹她來。我可以理解曼麗的懷疑心態，因為很多種療法和多位治療師都保證能痊癒——有些有幫助，有些使情況惡化，有些則不管多努力都沒用。雖然曼麗失望過很多次，還是決定試看看我們的合作能有什麼樣的成果。

她第一次來的時候，我們討論她的現況——大多數時間，眼睛都很正常，可以不拿手杖走路，只是會有點不穩。曼麗還在健身房健身，也騎固定式運動腳踏車。她不能在馬路上騎車，當然也沒辦法和朋友或對手一起騎，她喜悅的來源和生命的動力似乎永遠消失了。

根據曼麗的說法，她從我們的合作中深深感受到療癒的效果——視力更穩定，比較不累，腿比較有力，全身功能更加紮實。

「身體的反應讓我既驚又喜，」她說：「驚的是，我的身體居然有這種能力，每次上完課，我感受到能量微妙的改變，進而改善我的能力。」

曼麗不屈不撓的精神、我們的療癒課程、最好的醫學和藥物，加起來使曼麗重新騎車上路，也能比賽。她已經參加過好幾場賽事、一次計時賽、幾次有規劃的團體騎車。其中一次是在二〇〇五年，從西雅圖騎到波特蘭，一天一百八十哩的賽事。另一場是在二〇〇五年，兩天騎一百五十哩，為多發性硬化症籌募基金。第一天騎完後，由曼麗發表演講。有了新的力量重返自行車比賽，讓她既激動又興奮。

「身體的活力和能量增強，我不會被疾病擊退，我要在生命中大步向前行。」她說。

曼麗和我其他的病人一樣，我們上課的內容包括能量療癒和心靈支柱，能大幅舒緩面對未知前途的恐懼。「我的身體會穩定下來，還是慢慢惡化，到最後急速退化呢？」未知的壓力威脅到我們的健康，承認並說出壓力，才能公開面對，如此才能想像有哪些恐懼要打包，交付到宇宙的手中。最大的挑戰，是真正相信生命能量和靈性連結，因此才能放鬆，才能讓療癒發生。

最大的挑戰，是真正相信生命能量和靈性連結，

因此才能放鬆，才能讓療癒發生。

療癒步驟

給多發性硬化症患者的專屬冥想：

1. **停止傷害腦細胞**。想像一波清涼的能量進入頭頂，流經整個身體，想像這股清涼能緩和並阻止神經受損。每次吸氣都唸誦「療癒能量」四個字，吐氣時把「穩定」的影像傳送給所有神經。每天做兩次這個練習，每次做七回。

2. **清除受損區塊**。請中樞神經裡好的細胞（星細胞和微膠細胞），請它們輕輕移除結痂組織。運用一波能量，想像緊繃的機能障礙拉鏈被拉開，空出地方讓新生命通過。請寡突細胞用它們舒服的螺旋毯裹住神經細胞，看著它們好好地旋轉，並產生絕緣，如此可促進神經功能完全恢復。

3. **連結腦部和末梢神經**。觀想能量從一個腦神經細胞輕輕傳到下一個，然後到和受損肌肉連結的末梢神經。營造一個影像——訊息從腦部流暢地傳送到脊椎神經，再到肌肉，而肌肉可順利運作。

手術

外科醫師應該算是地球上技術最高超的人類，必須具備聰明、手眼協調一流，以及與生俱來的過人膽量。如果要開刀，你要找受過完整訓練、經驗豐富、機靈專注的醫生，也就是找到你能信任的外科醫生和醫療團隊。

這段落分成兩部分：如何做好動手術的準備，以及如何找好加油打氣的人。這些建議來自各階段病人和我的合作經驗，從手術前、剛動完手術以及出院後休養期間。數百名病患都證實這些方法很有效。

做好準備

用盡各種治療方法，知道在這種情況下，開刀對你是最好的治療方式。歡喜地接受手術和搭配藥物，這些治療型態最後能使你復原，重新過著不受疾病困擾的生活。服藥的時候，稍微停一下，為藥祈福，願它們在你體內發揮作用。

找人加油打氣

手術前和親朋好友見個面，找個晚上和他們相聚幾個鐘頭，讓大家彼此認識，能用電話或電郵互相聯絡。由一個人負責和你的醫療團隊溝通，在病歷表上註明該人有權取得你的病歷（如果你要病歷的話）。這個人可以打電話給醫院，了解你的最新進展，把消息轉達給你的親友團。

開刀前，和醫生談話時，找個人在場，請這位人士記下重點，提醒你要問哪些問題，以免遺漏。

開刀前，和醫生談話時，找個人在場。

請一群親朋好友在手術前五天、手術期間、手術後五天，為你冥想或禱告。

手術結束後的二十四到三十六小時內，安排好隨時有一、二個人作陪，幫忙招呼訪客、接電話，直到你想自己來為止。當你有需要的時候，他們可以幫你和醫護人員溝通。沒人指望你在手術後變成社交達人，所以不用想把談話內容變得精彩而把自己累壞。

親友團和精神資源一樣重要，請他們針對這些特定議題為你冥想或禱告：

- 請你的身體為手術做好充分準備，讓出血量降到最低，讓外科醫師輕易找到需要手術的部位，讓身體接受正在進行的步驟。例如，如果是腫瘤，請所有細胞聚在一起以方便移除。
- 請醫療團隊充分休息，全心全力做他們最擅長的事。讓光芒和鼓勵圍繞外科醫生、麻醉師、參與手術的所有人員。

深沉的療癒

安卓麗七歲時突然盲腸炎發作，她的家人、尤其是父親並不相信一般醫學、醫師、醫院這一套，他試著用其他方式，主要是禱告，幫助病重的女兒。安卓麗在死神門口徘徊時，在父親的反對下，終於被緊急送醫，在醫院接受痛苦的侵入性治療後，腹部受感染的部位才得以清除乾淨。但最初的切除盲腸手術還不是最折磨人的。

安卓麗在快滿五十歲的時候來找我，她花了多年時間接受各種治療以撫平早年的創傷。但她要的不止如此，她要在這世界上活得輕鬆自在，不像從前誤以為人要活得緊張膽小。早年的宗教信仰使她未能獲得必要的醫療協助，那為什麼現在她會選擇靈療呢？我的一名長期病患，也是安卓麗的密友介紹她來看我，這位友人已從兒時的重大創傷中得到療癒。我可以體會安卓麗對於和我合作很猶豫，但她看到朋友的情形已有所改善。

我不認為靈療是邁向健康的唯一道路，也許是這個態度讓安卓麗解開醫學和靈療水火不容的心結。我相信每個人都有需要醫學協助的時候，包括預防性的健康檢查以確定我們沒有生病。醫學和靈療可以整合，將靈性這一面納入生活能夠豐富我們的人生和健康。從靈魂橫跨到細胞的橋樑，也可以是靈性和醫學之間的橋樑。

大致上，安卓麗發現感恩、清除氣阻、氣流、細胞療法的信念，使她感覺更健康。這些練習使她有勇氣嘗試其他職業生涯，譬如以往她嚮望卻沒自信追求的行業；和愛擺架子的人打交道也不會失去信心。她開始相信自己天生的靈性和療癒能力，也許她的努力觸動了凍結在時間和恐懼裡的記憶細胞。

安卓麗打電話給我，她預約時間的聲音從沒這麼激動過。我們見面時，

‖ 醫學和靈療可以整合。‖

她說起從沒向我提起的夢境。

「從十幾歲開始，有將近三十年的時間，我一直做這個夢。有三個男子在夢中追我，他們的樣子差不多，都想殺我，可怕又嚇人，我一直跑，但他們最後會抓到我，我正要死的時候就會醒過來。我害怕做這個夢，有好幾個晚上乾脆不睡覺。

「到上個禮拜為止，我已經有一陣子沒做這個夢了，而且夢中的情境也有些不同。不是只有我自己和三名殺手，我還夢到身邊圍了一小群幫手，我們受到邪惡軍隊的攻擊；我手握地圖，把我的軍隊派遣到各個位置，想要部署戰略。突然間，你出現並看著地圖，從我手中把地圖拿走，說你一點都不喜歡這樣。你把地圖揉成一團丟到旁邊，軍隊全部消失了！我醒來的時候很開心，一點都不害怕——沒想到夢會有這麼大的變化。」

這還不是安卓麗真正的好夢，夢之後又變得更棒！

「過了兩個晚上，我又做了那個軍隊夢，和上次一樣。

「我手握地圖，匆匆忙忙計劃戰略，接著我開口說：『我不喜歡這樣！』我把地圖揉成一團丟掉——我親手丟的。」

我很高興安卓麗能使治療深入潛意識的記憶細胞，營造出這麼有力的情節來展現自己的力量。我們心靈的努力，觸及了創傷的最深處，使她掙脫了三十年來的夢魘。

結論

我的祖父在六十二歲那年中風，大家以為他沒有多少日子好活。事實上，他痊癒了，活得比妻子還久，並且加入保齡球隊；九十五歲那年，在家鄉華盛頓州卡馬，夏天時他還替幾位守寡的婦人整理花園；九十八歲時呼吸道感染，十四天後安然辭世。

我有位好友，一直把自己打理得很好，有運動的習慣，鄰居們吃的蔬菜加起來還沒她一個人吃得多。她突然患了非何杰金氏淋巴瘤，而且不止有一種淋巴瘤，即使沒有三種，也絕對有兩種不同類型，差點把她害死。實驗療法和後續的幹細胞移植挽回了她的性命。她住院的那幾個月，我們這群朋友每週聚集祈求她康復。六年後，她活得健健康康，照舊吃蔬菜、運動、造福鄉里。

對每個人而言，無常是真實的人生，但如果我們活在意外或疾病的恐懼中，某段生命就會因害怕而虛度。其實，我們可以直視自己擔心的事，收齊了交付給宇宙、給上蒼。真的，最大的挑戰在於：懷著信心放輕鬆，活得淋漓盡致。

終極之療癒步驟

雖然我受過正統的生物學訓練，
但在攻讀生物物理博士學位時，卻一心研究物理，對此相當後悔。

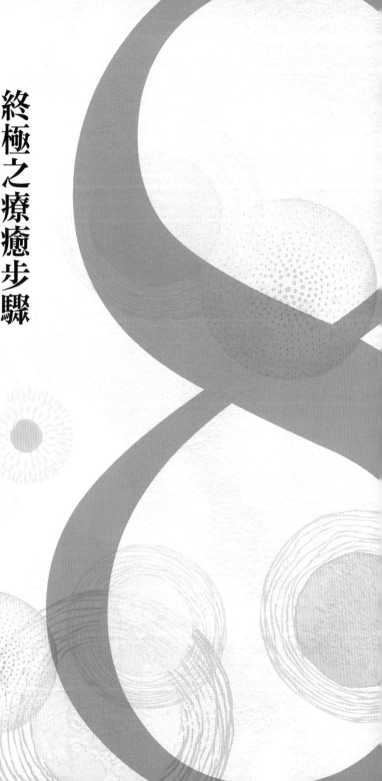

身為生物學家，我接受的訓練是直接觀察，往往要透過一或數種顯微鏡來觀察。因為以前沒受過研究所等級的物理學訓練，所以我沒想到物理學家不是以觀察的方式看世界，宇宙在他們眼裡是優雅的等式。我有一科考試不能被當，是要在一張3×5的卡片上寫下使宇宙運作的所有必要等式，再以完整且深入的方式解釋每個等式的意義。這個科目是「化約主義學」，真是名副其實。

卡片上的神奇數學公式未將時間向度計算在內，物理學家甚至還不遺餘力地去掉「時間」因素，因為漂亮等式的解法大多會被此因素搞得亂七八糟。時間會變動，尤其是在量子力學中；現代物理，或稱量子物理，已滲進文化和現代思潮中，因此棘手的時間被當成幻相，這麼一來，全世界和全人類都成了幻相。

不勞科學出手，自古即有許多神秘學派認定世上生命本是一場幻影。當現代物理和靈性相結合，所有存在的事物，包括時間在內，都被提升到虛無的境界。

這實在讓生物學家百思不解。對生物學家來說，構造如此奇妙的人體生命是被時間所左右的——細胞的活動發生在轉瞬間；新陳代謝的生化作用順著微秒或微微秒加速；嵌在DNA的複雜密碼決定每個組織或器官的細胞能活多久；決定複製時間的密碼若被讀錯或忽略，特殊酵素會使細胞提早死亡。對於生物體系而言，時間是必要因素，不可或缺——有時間，才有生命。

時間因素控制你每天怎麼過日子，周而復始的休息、睡覺、起床、進食、工作、娛樂，都和時間有關。我們對時間的感受會隨著環境而變動：

面對時速九十五哩的四線快速球，大聯盟的棒球選手似乎覺得時間慢了下來。對於看台上的觀眾，球快得看不清楚，但是球員，包括打擊達人鈴木一朗（二〇〇四年西雅圖水手隊）卻看得清楚也能擊中。當你專心做事的時候，時間似乎變得無影無蹤，不是時間多得用不完，就是沒注意到過了多久。而你的細胞自動自發維持生命的活動，不用你操心，甚至連時鐘都省了。

我們對時間的感受也許會變，但生物實相有個層次是不會變的。我想提出：不要再把身體、生命當成遙不可及的幻相或實體空間，要奉身體、生命為神聖向度。我們必須懷著這種態度重視生命、珍惜環境、善用時間。

許多注重靈性的人忽視或不承認病痛，身體在初期發出「不對勁」的訊號時尤其如此。他們會有錯誤的想法，這些人告訴自己：「這只是幻相，觀想自己超越這次病痛、這股痛苦、這個症狀。」在忽略問題的同時，情況有可能不斷惡化。事實一再證明，早期發現和接受醫療最有可能痊癒。

人對實相、幻相的看法會影響他們運用療癒能量的方法，傳達心靈祈福到身體，即氣流從靈魂進入細胞，是虛幻和物質世界之間的介面。如同海洋和土地的界面，前者是液體，後者是固體，兩者雖是不同導體，卻都是實體。

你若是讓靈性和實相對峙，可能會發現你對兩者的領悟相互角力。然而，在角力的情況下，你還是能接收到靈性領悟的祝福，也同時能欣賞實體世界，讓科學完全發揮作用。若是能將身體視為神聖的表達方式，又能承認身體具有純粹的生理特質和需求，那麼你已準備妥當，能運用兩種實相的最佳資源來導引你的生命度過難關。

靈性和死亡

我在面臨瀕死經驗之前，認為死後沒有生命，意識當然也會中止。我之

> 你若是讓靈性和實相對峙，
> 可能會發現你對兩者的領悟相互角力。

前的看法是，死亡是絕對、完整、最後的結局；當我面臨瀕死經驗之後，發現意識仍然存在、成為不變的事實，讓我又驚又喜。這不是印在書裡的抽象觀念或文章，而是蘊藏了真正安詳、歸屬感的絕妙經歷，我不再擔心死亡，這不但化解了我的擔憂，也讓我對死亡的恐懼一去不復返。身為靈療，我的工作包括被家屬請到瀕死家人的床邊；説來奇怪，以祈禱和冥想幫助他人平靜地走進來世，是極度強烈又異常喜樂的事。

每個人都應該努力尋求有意識的好好往生，找輔導人員、牧師、家人談談都會很有幫助。愈接近死亡，這種被歡迎進入另一個世界的共通經驗就愈增加。物質主義、身分地位、捍衛的信仰漸漸遠離。我們裸身來到人間，離開肉體時也帶不走證照、銀行存款、名牌牛仔褲。

努蘭（Sherwin B. Nuland）所著《死亡的臉》（*How we die: Reflections on Life's Final Chapter*）和庫伯勒羅斯（Elisabeth Küber-Ross）所著《論死亡與臨終》（*On Death and Dying*）等作品中，把離開肉體的過程描寫得

非常好。許多宗教都描述靈魂會離開肉體，對中間的存在狀態——通過隧道、越過河流、走在林中、跨過無垠的虛無，各家信念不同。我在病床邊的親身經驗不是來自某種信仰，而是來自本身的觀察。

當病人陷入昏迷時，雖然仍有種種生命跡象，但靈魂離開時，房間裡的氣氛會變。本人看起來不同，模樣難以形容，通常在靈魂神秘離去後的十到三十分鐘之內，死亡的最後跡象——心跳和呼吸中止，就會出現。這個人的意識可能在肉身附近逗留一陣子，但通常，尤其是有所準備的人，靈魂會馬上飛向安全的彼岸：天堂、上帝心中、宇宙、創世者、明亮的虛無……，端視你對來世的想法而定。

人在接近並完成生理和靈魂的轉換時，我從他們身上學到兩項通則：

恐懼死亡使生命不得圓滿，使本身不得自由。

和

面對和克服死亡的恐懼，才能活得自在、清明、有活力。

讓我舉個例子說明，跨越恐懼死亡的橋樑能讓人以全新眼光欣賞生命的充實，在自己往生時得到力量，或幫助我們以慈悲之心協助他人跨越。

在世界偏遠（現在已算不上偏遠）的角落，當地靈療的訓練關鍵之一是親自面對死亡，目的在於征服這股終極恐懼，才能在生理和靈性實相的兩個世界來來去去。這些訓練方法大多很嚇人。在峇里島，想做靈療的人會被老師帶到一座特別的廟，廟蓋在海邊突出的陸地上，只有退潮時才走得過去。學徒被留在那兒過夜，沒有遮風避雨之處、沒有食物、沒有飲水，孤孤單單地待在露天，潮汐拍打著廟下方的石塊，入夜之後一片漆黑。海浪會把學徒身旁的東西都拍碎，眼鏡蛇從地底的窩打量著不速之客。熬過艱難考驗的唯一方法是——靜坐冥想，紋風不動，心中無懼。我的考驗雖然對我很困難，但並沒有包括這個項目，各位可以想見我有多麼慶幸。

當潮水退去，學徒若還活得好好的沒有發瘋，就算大功告成。薩滿教巫師和土著靈療在當地備受尊敬，不是沒有道理的。村落裡的人指望靈療成為兩個世界間的橋樑，替家屬從靈界捎來消息。也許是某種草藥、某種靈水、某種儀式、給情緒問題的忠告，能替困惑的人帶來平靜。有時治療會意外進入身體細胞，讓生理狀況大幅改善。我研究了十年，去了六趟峇里島，才了解到小心跨越天上與人間的對立，以及意識冥想狀態和一般感受之間的價值所在。

吉洛是我的峇里島老師和導師，她的智慧超越了文化儀式和信仰，她是一位靈療大師，以高超的技巧連接意識的不同向度。十年來，她以嚴厲的考驗、毫不寬容的舉止、極其慈愛的靈性連結，教導我懷著信心擁抱超越實質世界的實相。

雖然我不用忍受和眼鏡蛇一起過夜，但有次在峇里島東岸的儀式中，吉洛要我坐在偏遠廟裡的某處，然後她走到前方三、四呎的地方開始唱誦。當我發現自己坐在有很多紅火蟻進出的蟻丘入口時，不禁嚇了一大跳。被紅火蟻咬到可不是小事，牠們跑來跑去，到處都是。但我的注意力立刻回到吉洛的唱誦聲，進入幸福的心智狀態。經過汗流浹背（是因為天氣，而不是紅火蟻）但平靜的二十分鐘，螞蟻忙著自己的活兒，沒有一隻咬我！這絕對是最難忘的考驗之一，吉洛好幾次把我放在需要專注、無懼、慈悲心的情況下。

吉洛確切地傳授給我三十幾種意識的過渡，我把學來的運用在工作中，這些方法可以提供給病患訊息，是在意識異態下才能得知，而這種狀態也深沉得接近死亡狀態。我追隨吉洛學到的知識幫助我成為自己文化中的靈療，不需要建造峇里島的廟宇、不需要香煙繚繞、不需要印尼傳統樂團，也不需要唱誦。

* * *

卡爾診斷出罹患癌症時，才四十歲。在痛得受不了的時候，他尋求過醫療協助。他住在當地醫院附設的安養中心，他太太打電話請我去病房。我第一次見到卡爾時很熱鬧，陸陸續續有訪客來替他打氣。卡爾的病榻像是個社交場合，他還沒準備好要死，但腫瘤擴散得很厲害，也沒有復原的可能。有好幾個禮拜的時間，我短暫地探望了幾次，往往被眾多朋友、親人、同事打斷。當接近尾聲時，不再有訪客，只有妻子到安養中心的病房去看卡爾。他睡覺的時間愈來愈長，呼吸時斷時續又很吃力。每當卡爾呼吸停止時，妻子都希望他能就此長眠，擺脫劇烈的病痛。悲哀的是，他會抖著醒過來，一臉害怕的表情。

在此節骨眼上，我被找來了。我和卡爾的妻子坐在病床邊，我把呼吸和意識調整得和卡爾同步，我和他一起踏入意識異態，是在吉洛的指導下學到的安全行進的方法。我看到卡爾的前方隱約出現可怕的影像，難怪他要鑽回肉體。看到他所見的畫面後，我靜靜地和卡爾說話，帶領他走過駭人的幻相。我停下來等他，鼓勵他踏穩腳步，走向怪象後面的光芒。這道非凡光芒散發出的能量傳達出神聖的大愛和歡迎之意，我們一直走，直到他終於完全脫離肉身，向著光芒飛去。房間裡彌漫著祥和的氣息，卡爾的妻子接受他已離去、自由自在、安詳幸福的事實，然後我們一起流淚，可以算是喜極而泣。

* * *

莎拉選擇在家往生，她離開醫院時帶了整套治療器材，在過渡時期只依賴疼痛治療的幫助。第一次和她見面是在她家中，我直接被帶進她的臥室。小房間裡有一張榻榻米和一扇高窗，室友都安靜並懷著敬意。當我坐在她身邊沉默地冥想時，她似乎陷入昏迷狀態，可是卻感受不到她的生命即將結束。她的身邊沒有死亡能量，我穩穩地留在當下，僅是去追尋她的身影，我的任務好像是充當她歸來時的靠山。過了將近一個鐘頭，她張開眼睛，興奮地告訴我她看到的景象。她看到耀眼的光芒，她形容有個美麗的地方讓她覺得圓滿；我們談話時，真的能看出莎拉本身散發著光芒。

一週後我回去看她，她看起來好多了，甚至能走一點路。我們進行第二次療程，和第一次差不多，莎拉找到療癒的美麗地方，帶回來更驚人的光芒與和平的故事，她散發出的光芒似乎更加燦爛，並說覺得自己好多了。最後她復原的狀況良好，另一個國度的旅程似乎使她充滿療癒能量。她在八個月後過世，但她已好好把握住多出來的時光。她找到一股不變的祥和感，以全新眼光和感恩之心回顧生命，接受疏遠已久的家人的關愛和照顧。雖然不是治病，但我們共同的努力是種深沉的療癒。

協助看似臨終的人，來自另一邊的能量也許真有生理療效。不要害怕物質實相之外的旅程，我們才能為生理生命聚集療癒能量，我們會安然歸

協助看似臨終的人，

來自另一邊的能量也許真有生理療效。

來，除非是過渡的時間真的到來。我每天早晨冥想時，觀想一座通往另一端的橋，有時是在山徑上長著青苔的步橋，有時是座彩虹色伸展到天際的橋，我請求讓我走過去沐浴在明亮的能量中，再返回每天的工作行程。每次冥想完畢，我的連結感以及在身體和宇宙中的「歸屬」感都更加強烈。和他人共同努力時，我常覺得自己好像一隻腳在這兒，另一隻腳在另一端；這種時候，清晰的洞察力和可觸及的療癒能量最為強烈。這些年來，這邊和那邊的鴻溝慢慢縮小，橋樑也不再像從前一樣巨大。

願你奉行的感恩、疏通、專注和細胞療法，讓你打造屬於自己連結靈魂和細胞的橋樑，再走回頭，藉此消除對死亡的畏懼。願你的體驗安全又幸福，願這些體驗使你努力不懈。

附錄

從學術界實驗室的象牙塔，到《華爾街日報》和《丹佛郵報》，大家對腦部研究的興趣和了解程度已進入全新領域。

腦部的功能和結構對訓練會有所反應，這項最近才發現的腦部能力，稱之為神經可塑性。記錄腦波活動的腦波儀，則是研究的主要工具。

基於腦部的可塑性，研究人員記錄下腦部深度冥想時的靈敏狀態，研究結果使人人對健康獲得意想不到的資訊和引人入勝的運用方式。理察．大衛生（Richard Davidson）是威斯康辛大學腦部運作影像行為 W. M. Keck 實驗室的神經科學家❶，他表示，「研究顯示，長期冥想者的腦部活化程度使我們大開眼界。」

愈來愈多的證據顯示，我們的腦部在接受訓練後能適應正面的模式，例如健康的感覺、憂慮的減少、免疫功能的改善、不斷有幸福美滿的感受。經過長時間的冥想，腦部會顯示出強力爆發的特定活動、不尋常的協調或同步性。

「大衛生將一百五十人（其中一名是僧侶李卡德）腦部的平常和激動狀態製成圖表，大多數人屬於正面和負面情緒之間的中間地帶；但李卡德在

腦部掃描時已進入禪修慈悲的深沉狀態，他在正面情緒的圖表上差點就要破表——從未記錄過這麼高的快樂程度。」❷

早在這波熱潮興起之前，二〇〇二年我和巫博士（Jaan Acosta Urquicli）在好奇心的驅使下，利用我冥想和傳送療癒能量到三千哩外時，檢測我的腦部活動。我個人在冥想時的感受是：進入絕對天人合一的深沉境界。我們的初步數據顯示，天人合一的自我感受和強烈的第爾塔波重疊。我專心傳送療癒能量時，第爾塔和貝塔波突然增強，阿爾法波也提高了。

---

❶高夫曼（Marc Kaufman），「研究發現，冥想為腦部充電」，二〇〇五年一月三日 www.washingtonpost.com。

❷歐康納（Colleen O'Conner），「用意念走向快樂」（Willing Your Way to Happiness），二〇〇六年六月四日，www.denverpost.com。

三年後，森秋雄博士（Dr. Akio Mori）在二〇〇五年七月邀請我到東京，在日本大學的實驗室拍攝紀錄片，該片於二〇〇五年八月八日在日本第四頻道播放。森博士是地位崇高的神經學教授，也是腦圖譜領域的頂級研究科學家。我為一名癌症病患進行療癒時，森博士以一百二十八具感應器的腦波儀測試。他的看法是：我的左前額葉皮質展現出極端的專心程度和不尋常的活躍程度，而左額葉皮質正是負責快樂的區域。做這項工作內心所感受到的快樂，和在半年一次的女鞋大拍賣買到好貨的快樂，截然不同，那是種幾乎無法形容的幸福，是來自一再專心用療癒能量幫助他人的喜樂。

二〇〇六年，巫博士用一台手提型腦波儀設備，記錄我在冥想、治療前方六呎遠兩名病患的腦部活動。數據和二〇〇二年的掃描結果大致相同，但集中的第爾塔波更高，貝塔波的最大值更高，治療時的阿爾法波也增強了。值得注意的還有：首次出現高頻率的伽瑪腦波，和高度同步的腦部活動。伽瑪波同步的進一步資料請參考大衛生等人二〇〇四年在《美國科學院院刊》（*Proceedings of the National Academy of Sciences* 101, no. 46 (2004)：16369-73）發表的「長期禪修者於心智訓練時自發高度腦波活動」。

巫博士使用的是傳統腦波儀器：Mitar 牌（蘇俄聖彼得堡），使用十九頻道電極帽，10－20國際系統，並裝以指示性耳器。原始資料經過分析後，製成功率頻率分佈圖和量化腦圖譜。巫博士的其他相關資料請參考「腦波和心波：能量療癒之身心靈層面」，《另類暨輔助醫學期刊》（*Journal of Alternative and Complementary Medicine* 10, no. 4 (2004)：728）。

橡樹林文化 ❖❖ 衆生系列 ❖❖ 書目

JP0141	寇斯的修行故事	莉迪・布格◎著	300 元
JP0142	全然接受這樣的我：18 個放下憂慮的禪修練習	塔拉・布萊克◎著	360 元
JP0143	如果用心去愛，必然經歷悲傷	喬安・凱恰托蕊◎著	380 元
JP0144	媽媽的公主病：活在母親陰影中的女兒，如何走出自我？	凱莉爾・麥克布萊德博士◎著	380 元
JP0145	創作，是心靈療癒的旅程	茱莉亞・卡麥隆◎著	380 元
JP0146	一行禪師　與孩子一起做的正念練習：灌溉生命的智慧種子	一行禪師◎著	450 元
JP0147	達賴喇嘛的御醫，告訴你治病在心的藏醫學智慧	益西・東登◎著	380 元
JP0148	39 本戶口名簿：從「命運」到「運命」・用生命彩筆畫出不凡人生	謝秀英◎著	320 元
JP0149	禪心禪意	釋果峻◎著	300 元
JP0150	當孩子長大卻不「成人」……接受孩子不如期望的事實、放下身為父母的自責與內疚，重拾自己的中老後人生！	珍・亞當斯博士◎著	380 元
JP0151	不只小確幸，還要小確「善」！每天做一點點好事，溫暖別人，更為自己帶來 365 天全年無休的好運！	奧莉・瓦巴◎著	460 元
JP0154	祖先療癒：連結先人的愛與智慧，解決個人、家庭的生命困境，活出無數世代的美好富足！	丹尼爾・佛爾◎著	550 元
JP0155	母愛的傷也有痊癒力量：說出台灣女兒們的心裡話，讓母女關係可以有解！	南琦◎著	350 元
JP0156	24 節氣　供花禮佛	齊云◎著	550 元
JP0157	用瑜伽療癒創傷：以身體的動靜，拯救無聲哭泣的心	大衛・艾默森、伊麗莎白・賀伯◎著	380 元
JP0158	命案現場清潔師：跨越生與死的斷捨離・清掃死亡最前線的真實記錄	盧拉拉◎著	330 元
JP0159	我很瞎，我是小米酒：台灣第一隻全盲狗醫生的勵志犬生	杜韻如◎著	350 元
JP0160	日本神諭占卜卡：來自衆神、精靈、生命與大地的訊息	大野百合子◎著	799 元
JP0161	宇宙靈訊之神展開	王育惠、張景雯◎著繪	380 元

JP0162	哈佛醫學專家的老年慢療八階段：用三十年照顧老大人的經驗告訴你，如何以個人化的照護與支持，陪伴父母長者的晚年旅程。	丹尼斯・麥卡洛◎著	450 元
JP0163	入流亡所：聽一聽・悟、修、證《楞嚴經》	頂峰無無禪師◎著	350 元
JP0165	海奧華預言：第九級星球的九日旅程・奇幻不思議的真實見聞	米歇・戴斯馬克特◎著	400 元
JP0166	希塔療癒：世界最強的能量療法	維安娜・斯蒂博◎著	620 元
JP0167	亞尼克 味蕾的幸福：從切片蛋糕到生乳捲的二十年品牌之路	吳宗恩◎著	380 元
JP0168	老鷹的羽毛——一個文化人類學者的靈性之旅	許麗玲◎著	380 元
JP0169	光之手 2：光之顯現——個人療癒之旅・來自人體能量場的核心訊息	芭芭拉・安・布藍能◎著	1200 元
JP0170	渴望的力量：成功者的致富金鑰・《思考致富》特別金賺祕訣	拿破崙・希爾◎著	350 元
JP0171	救命新 C 望：維生素 C 是最好的藥，預防、治療與逆轉健康危機的秘密大公開！	丁陳漢蓀、阮建如◎著	450 元
JP0172	瑜伽中的能量精微體：結合古老智慧與人體解剖、深度探索全身的奧秘潛能，喚醒靈性純粹光芒！	提亞斯・里托◎著	560 元
JP0173	咫尺到淨土：狂智喇嘛督修・林巴尋訪聖境的真實故事	湯瑪士・K・修爾◎著	540 元
JP0174	請問財富・無極瑤池金母親傳財富心法：為你解開貧窮困頓、喚醒靈魂的富足意識！	宇色 Osel ◎著	480 元
JP0175	歡迎光臨解憂咖啡店：大人系口味・三分鐘就讓您感到幸福的真實故事	西澤泰生◎著	320 元
JP0176	内壇見聞：天官武財神扶鸞濟世實錄	林安樂◎著	400 元
JP0177	進階希塔療癒：加速連結萬有，徹底改變你的生命！	維安娜・斯蒂博◎著	620 元
JP0178	濟公禪緣：值得追尋的人生價值	靜觀◎著	300 元
JP0179	業力神諭占卜卡——遇見你自己・透過占星指引未來！	蒙特・法柏◎著	990 元
JP0180	光之手 3：核心光療癒——我的個人旅程・創造渴望生活的高階療癒觀	芭芭拉・安・布藍能◎著	799 元
JP0181	105 歲針灸大師治癒百病的祕密	金南洙◎著	450 元
JP0182	透過花精療癒生命：巴哈花精的情緒鍊金術	柳婷◎著	400 元
JP0183	巴哈花精情緒指引卡：花仙子帶來的 38 封信——個別指引與練習	柳婷◎著	799 元

衆生系列 JP0041X

從心靈到細胞的療癒

Cell-Level Healing: The Bridge from Soul to Cell

作　　者／喬思・慧麗・赫克（Joyce Whiteley Hawkes）
譯　　者／鍾清瑜
責任編輯／丁品方
業　　務／顏宏紋

總 編 輯／張嘉芳
出　　版／橡樹林文化
城邦文化事業股份有限公司
104 台北市民生東路二段 141 號 5 樓
電話：(02)2500-7696　傳眞：(02)2500-1951
發　　行／英屬蓋曼群島商家庭傳媒股份有限公司城邦分公司
104 台北市中山區民生東路二段 141 號 2 樓
客服服務專線：(02)25007718；25001991
24 小時傳眞專線：(02)25001990；25001991
服務時間：週一至週五上午 09:30 ～ 12:00；下午 13:30 ～ 17:00
劃撥帳號：19863813　戶名：書虫股份有限公司
讀者服務信箱：service@readingclub.com.tw
香港發行所／城邦（香港）出版集團有限公司
香港灣仔駱克道 193 號東超商業中心 1 樓
電話：(852)25086231　傳眞：(852)25789337
Email: hkcite@biznetvigator.com
馬新發行所／城邦（馬新）出版集團【Cité (M) Sdn.Bhd. (458372 U)】
41, Jalan Radin Anum, Bandar Baru Sri Petaling,
57000 Kuala Lumpur, Malaysia.
電話：(603) 90578822　傳眞：(603) 90576622
Email：cite@cite.com.my

內　　文／歐陽碧智（文字排版）、張培音（版型設計）
封　　面／兩棵酸梅
印　　刷／韋懋實業有限公司

初版一刷／ 2009 年 6 月
二版一刷／ 2021 年 6 月
ISBN ／ 978-986-06555-5-1
定價／ 300 元

城邦讀書花園
www.cite.com.tw

國家圖書館出版品預行編目（CIP）資料

從心靈到細胞的療癒 / 喬思・慧麗・赫克（Joyce Whiteley Hawkes）著；鍾清瑜譯. -- 二版. -- 臺北市：橡樹林文化，城邦文化事業股份有限公司出版：英屬蓋曼群島商家庭傳媒股份有限公司城邦分公司發行，2021.06
面；　公分. --（衆生；JP0041X）
譯自：Cell-Level healing : the bridge from soul to cell
ISBN 978-986-06555-5-1（平裝）

1. 心靈療法　2. 心身醫學　3. 細胞

418.98　　110009014

廣　告　回　函
北區郵政管理局登記證
北台字第10158號

郵資已付　免貼郵票

104 台北市中山區民生東路二段 141 號 5 樓

城邦文化事業股份有限公司
橡樹林出版事業部　收

請沿虛線剪下對折裝訂寄回，謝謝！

|橡|樹|林|

書名：從心靈到細胞的療癒　書號：JP0041X

橡樹林文化
讀者回函卡

感謝您對橡樹林出版社之支持，請將您的建議提供給我們參考與改進；請別忘了給我們一些鼓勵，我們會更加努力，出版好書與您結緣。

姓名：＿＿＿＿＿＿＿＿　□女　□男　　生日：西元＿＿＿＿＿年

Email：＿＿＿＿＿＿＿＿＿＿＿＿＿＿＿＿＿＿＿＿

●您從何處知道此書？

□書店　□書訊　□書評　□報紙　□廣播　□網路　□廣告 DM

□親友介紹　□橡樹林電子報　□其他＿＿＿＿＿＿＿

●您以何種方式購買本書？

□誠品書店　□誠品網路書店　□金石堂書店　□金石堂網路書店

□博客來網路書店　□其他＿＿＿＿＿＿

●您希望我們未來出版哪一種主題的書？（可複選）

□佛法生活應用　□教理　□實修法門介紹　□大師開示　□大師傳記

□佛教圖解百科　□其他＿＿＿＿＿＿＿

●您對本書的建議：

＿＿＿＿＿＿＿＿＿＿＿＿＿＿＿＿＿＿＿＿＿＿＿＿

＿＿＿＿＿＿＿＿＿＿＿＿＿＿＿＿＿＿＿＿＿＿＿＿

＿＿＿＿＿＿＿＿＿＿＿＿＿＿＿＿＿＿＿＿＿＿＿＿

我已經完全了解左述內容，並同意本人資料依上述範圍內使用。

＿＿＿＿＿＿＿＿＿＿（簽名）

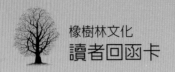